U0211528

川派中医药名家系列丛书

张廷模

闵志强　杨　敏　主编

全国百佳图书出版单位
中国中医药出版社
·北　京·

图书在版编目（CIP）数据

川派中医药名家系列丛书. 张廷模 / 闵志强, 杨敏主编. -- 北京 : 中国中医药出版社, 2025. 3

ISBN 978-7-5132-9352-5

Ⅰ. K826.2；R249.7

中国国家版本馆CIP数据核字第2025RM1402号

中国中医药出版社出版

北京经济技术开发区科创十三街 31 号院二区 8 号楼

邮政编码　100176

传真　010-64405721

北京盛通印刷股份有限公司印刷

各地新华书店经销

开本 710×1000　1/16　印张 9.25　彩插 0.5　字数 164 千字

2025 年 3 月第 1 版　2025 年 3 月第 1 次印刷

书号　ISBN 978 – 7 – 5132 – 9352 – 5

定价　48.00 元

网址　www.cptcm.com

服务热线　010-64405510

购书热线　010-89535836

维权打假　010-64405753

微信服务号　zgzyycbs

微商城网址　https://kdt.im/LIdUGr

官方微博　http://e.weibo.com/cptcm

天猫旗舰店网址　https://zgzyycbs.tmall.com

如有印装质量问题请与本社出版部联系（010-64405510）

版权专有　侵权必究

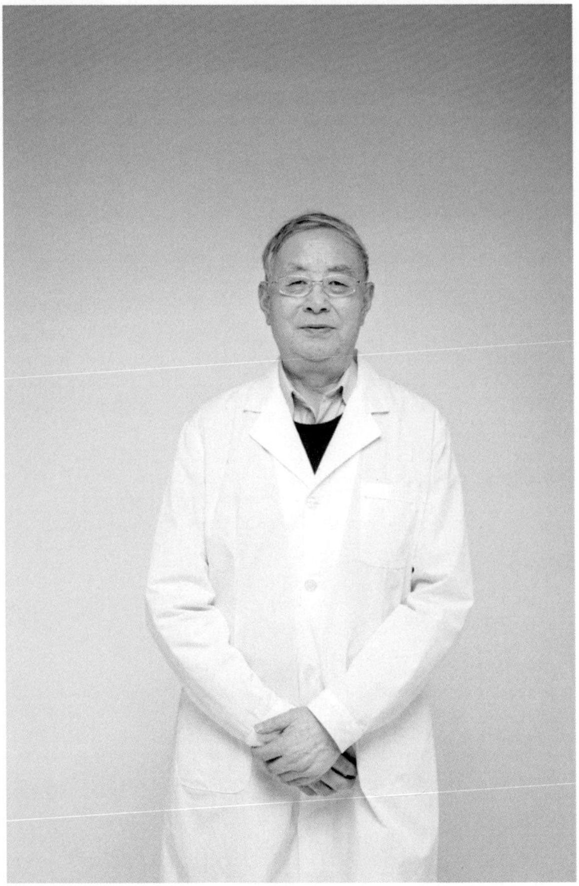

张廷模近影

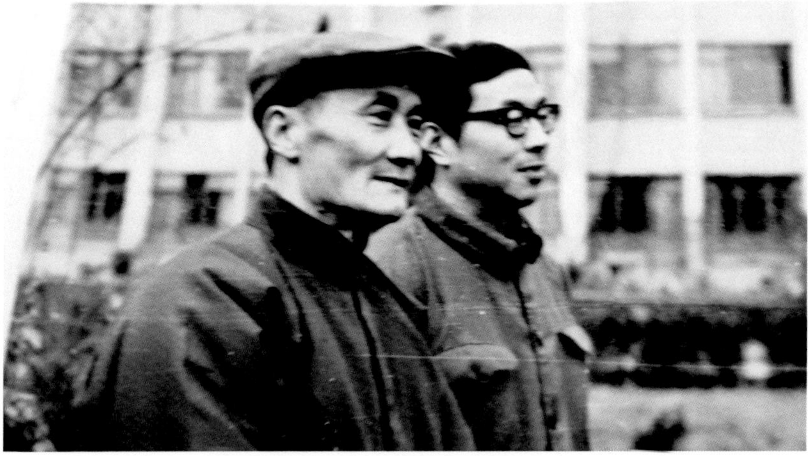

张廷模（右）与凌一揆教授合影

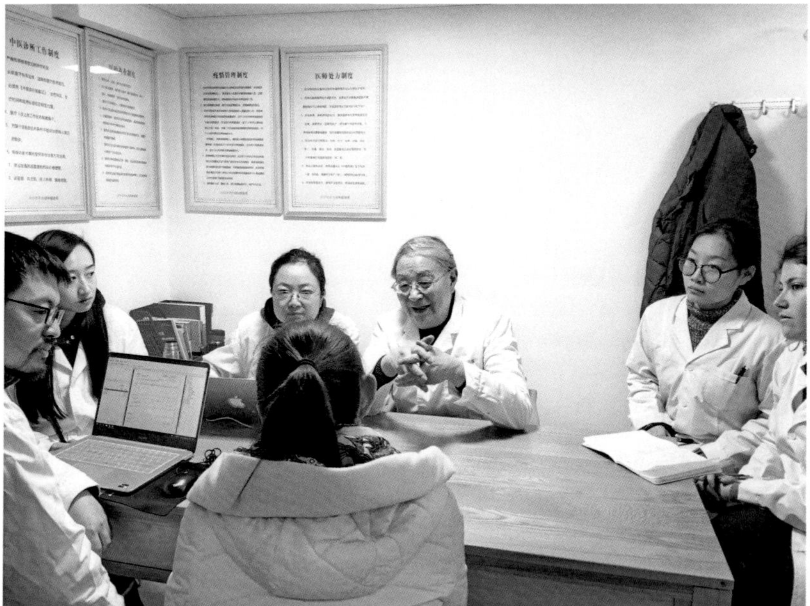

张廷模（后排左三）带学生门诊（张廷模《中药学》视频教学截图）

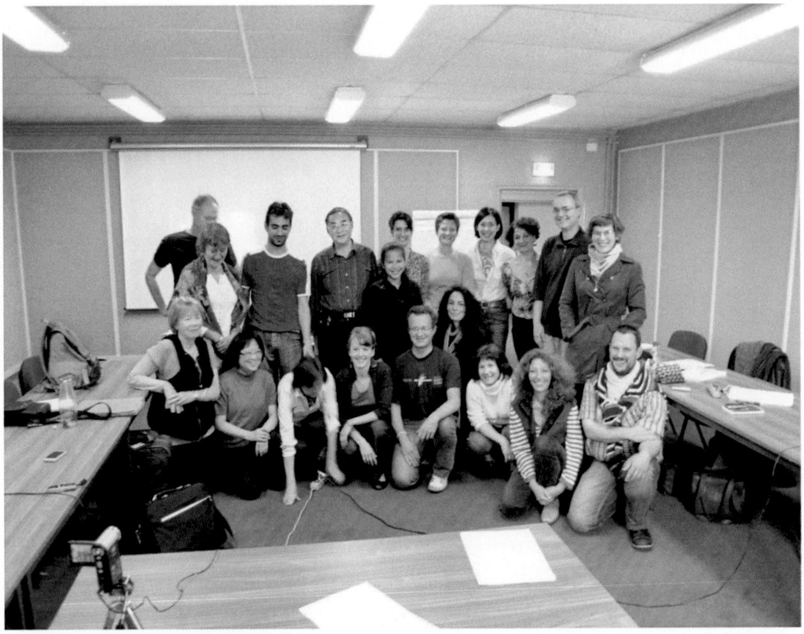

张廷模（后排左三）巴黎授课与学生合影

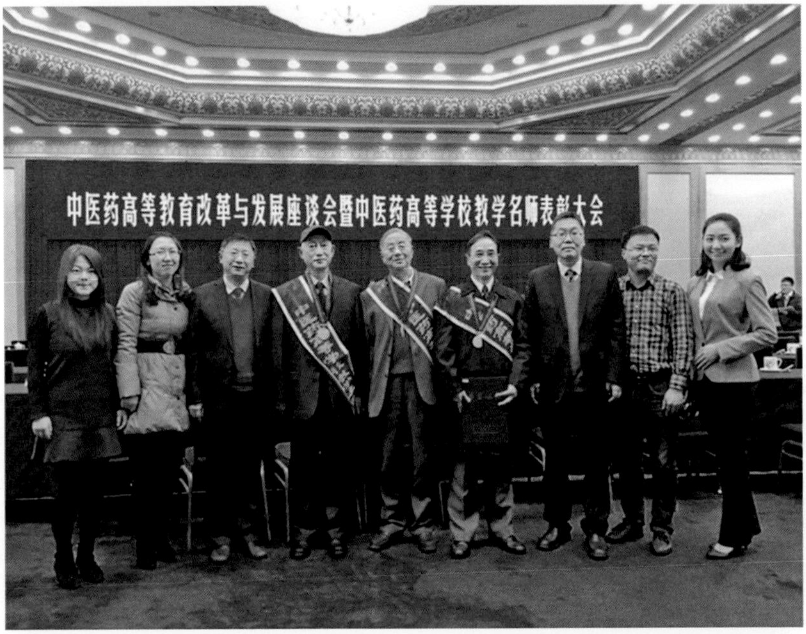

张廷模（居中者）在中医药高等学校教学名师表彰大会与获奖老师合影

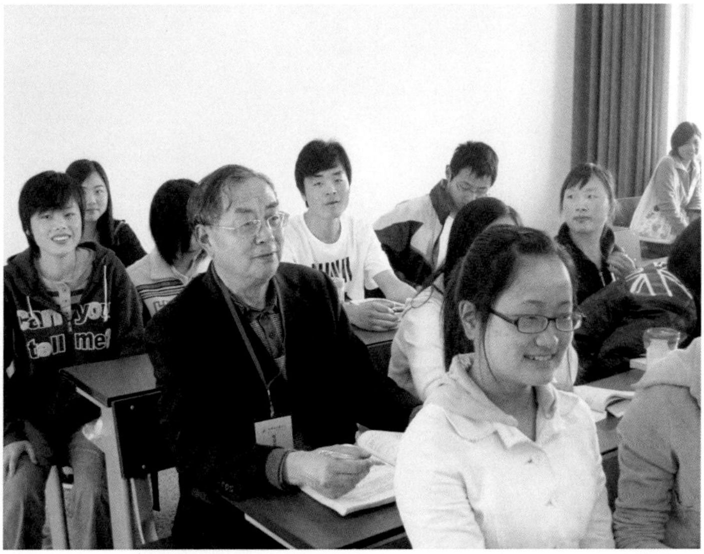

张廷模（第二排左一）担任教学督导听课

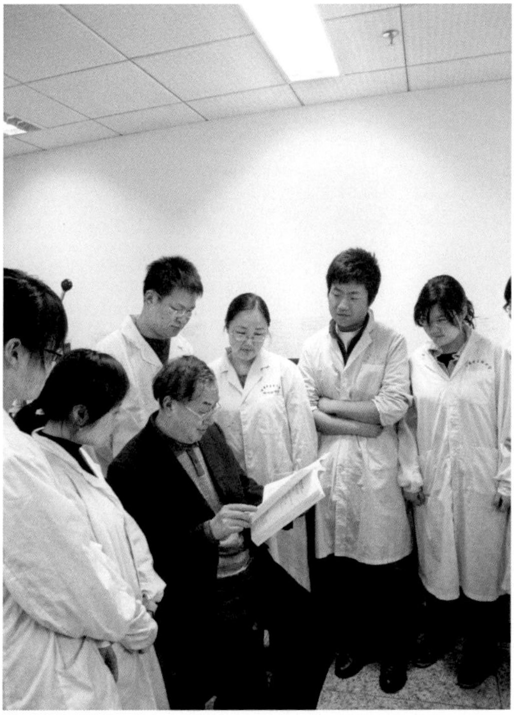

张廷模（左三）指导学生实验

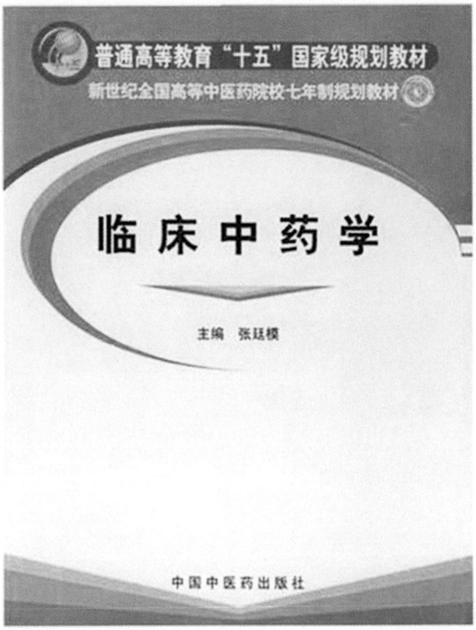

张廷模主编的普通高等教育“十五”国家级教材《临床中药学》

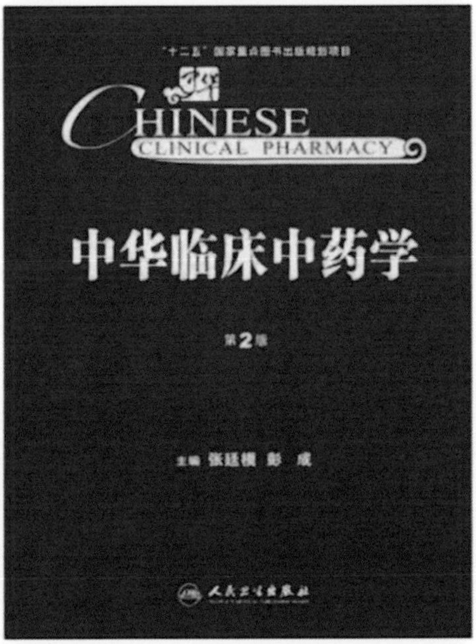

张廷模主编的《中华临床中药学》（第2版）

《川派中医药名家系列丛书》编委会

总 主 编：田兴军　杨殿兴

副总主编：杨正春　张　毅　和中浚

编写秘书：彭　鑫　贺　莉

《张廷模》编委会

主　　编：闵志强　杨　敏

编　　委：陈　勇　黄　巍

总序——加强文化建设，唱响川派中医

四川，雄踞我国西南，古称巴蜀。成都平原自古就有天府之国的美誉，天府之土，沃野千里，物华天宝，人杰地灵。

四川号称“中医之乡”“中药之库”，巴蜀自古出名医、产中药。据历史文献记载，从汉代至清代，见诸文献记载的四川医家有1000余人，川派中医药影响医坛2000多年，历久弥新；川产道地药材享誉国内外，业内素有“无川（药）不成方”的赞誉。

医派纷呈　源远流长

经过特殊的自然、社会、文化的长期浸润和积淀，四川历代名医辈出，学术繁荣，医派纷呈，源远流长。

汉代以涪翁、程高、郭玉为代表的四川医家，奠定了古蜀针灸学派。郭玉为涪翁弟子，曾任汉代太医丞。涪翁为四川绵阳人，曾撰著《针经》，开巴蜀针灸先河，影响深远。1993年，在四川绵阳双包山汉墓出土了最早的汉代针灸经脉漆人；2013年，在成都老官山汉墓再次出土了汉代针灸漆人和920支医简，带有“心”“肺”等线刻小字的人体经穴髹漆人像是我国考古史上的首次发现，应是我国迄今发现的最早、最完整的经穴人体医学模型，其精美程度令人咋舌！这又一次证明了针灸学派在巴蜀有悠久的历史，影响深远。

四川山清水秀，名山大川遍布。道教的发祥地青城山、鹤鸣山就坐落在成都市。青城山、鹤鸣山是中国的道教名山，也是中国道教的发源地之一，自东汉以来历经近2000年，不仅传授道家的思想，道医的学术思想也因此启蒙产生。道家注重炼丹和养生，历代蜀医多受影响，一些道家也兼行医术，如晋代蜀医李常在、李八百，宋代皇甫坦，以及明代著名医家韩懋（号飞霞道人）等，可见丹道医学在四川影响之深远。

川人好美食，以麻、辣、鲜、香为特色的川菜享誉国内外。川人性喜自在休闲，养生学派也因此产生。长寿之神——彭祖，号称活了800岁，相传他经历了尧、舜、夏、商诸朝，据《华阳国志》载，“彭祖本生蜀”“彭祖家其彭蒙”，由此推断，彭祖不但家在彭山，而且他晚年也落叶归根于此，死后葬于彭祖山。彭祖山坐落在眉山市彭山县。彭祖的长寿经验在于注意养生锻炼，他是我国气功的创始人，其健身法被后人写成“彭祖导引法”。他善烹饪之术，创制的“雉羹之道”被誉为“天下第一羹”，屈原在《楚辞·天问》中写道：“彭铿斟雉，帝何飨？受寿永多，夫何久长？”这也反映了彭祖在推动我国饮食养生方面做出了重要贡献。五代至北宋初年，四川安岳人陈希夷，为著名的道教学者，著有《指玄篇》《胎息诀》《观空篇》《阴真君还丹歌注》等，他注重养生，强调内丹修炼法，将黄老的清静无为思想、道教修炼方术和儒家修养、佛教禅观会归一流，被后世尊称为“睡仙”“陈抟老祖”。现安岳县有保存完整的明代陈抟墓，以及陈抟的《自赞铭》，这是全国独有的实物。

四川医家自古就重视中医脉学，成都老官山汉墓出土的汉代医简中就有《五色脉诊》（原有书名）一书，其余几部医简经初步整理暂定名为《敝昔医论》《脉死候》《六十病方》《病源》《经脉书》《诸病症候》《脉数》等。经学者初步考证推断这极有可能为扁鹊学派已经亡佚的经典书籍。扁鹊是脉学的倡导者，而此次出土的医书中脉学内容占有重要地位，一起出土的还有用于经脉教学的人体模型。唐代杜光庭著有脉学专著《玉函经》3卷，后世王鸿骥的《脉诀采真》、廖平的《脉学辑要评》、许宗正的《脉学启蒙》、张骥的《三世脉法》等，均为脉诊的发展做出了贡献。

昝殷，唐代四川成都人。昝氏精通医理，通晓药物学，擅长妇产科。唐大中年间，他将前人有关经、带、胎、产及产后诸症的经验效方及自己临证验方共378首，编成《经效产宝》3卷，是我国最早的妇产科专著。该书与北宋时期著名妇产科专家杨康侯（四川青神县人）编著的《十产论》等一批妇产科专论一起奠定了巴蜀妇产学派的基石。

宋代，以四川成都人唐慎微为代表撰著的《经史证类备急本草》，集宋代本草之大成，促进了本草学派的发展。宋代是巴蜀本草学派的繁荣发展时期，陈承的《重广补注神农本草并图经》，孟昶、韩保昇的《蜀本草》等，丰富、发展了本草学说，明代李时珍的《本草纲目》正是在此基础上产生的。

宋代也是巴蜀医家学术发展最活跃的时期。四川成都人、著名医家史崧献出了家藏的《灵枢》，校正并音释，名为《黄帝素问灵枢经》，由朝廷刊印颁行，为中医学发展做出了不可估量的贡献，可以说，没有史崧的奉献就没有完整的《黄帝内经》。虞庶撰著的《难经注》、杨康侯的《难经续演》，为医经学派的发展奠定了基础。

史堪，四川眉山人，为宋代政和年间进士，官至郡守，是宋代士人从医的代表人物之一，与当时的名医许叔微齐名，其著作《史载之方》为宋代重要的名家方书之一。同为四川眉山人的宋代大文豪苏东坡，也有《苏沈内翰良方》（又名《苏沈良方》）传世，是宋人根据苏轼所撰《苏学士方》和沈括所撰《良方》合编而成的中医方书。上述著作加之明代韩懋的《韩氏医通》等方书，一起成为巴蜀医方学派的代表。

四川盛产中药，川产道地药材久负盛名。以回阳救逆、破阴除寒的附子为代表的川产道地药材，既为中医治病提供了优良的药材，也孕育了以附子温阳为大法的扶阳学派。清末四川邛崃人郑钦安提出了中医扶阳理论，他的《医理真传》

《医法圆通》《伤寒恒论》为奠基之作，开创了以运用附、姜、桂为重点药物的温阳学派。

清代西学东进，受西学影响，中西汇通学说开始萌芽。四川成都人唐宗海以敏锐的目光捕捉西学之长，融汇中西，撰著了《血证论》《医经精义》《本草问答》《金匮要略浅注补正》《伤寒论浅注补正》，后人汇为《中西汇通医书五种》，成为"中西汇通"的第一种著作，这也是后来人们将主张中西医兼容思想的医家称为"中西医汇通派"的由来。

名医辈出　学术繁荣

中华人民共和国成立后，历经沧桑的中医药受到党和国家的高度重视，在教育、医疗、科研等方面齐头并进，一大批中医药大家焕发青春，在各自的领域里大显神通，中医药事业欣欣向荣。

四川中医教育的奠基人——李斯炽先生，在 1936 年创立了"中央国医馆四川分馆医学院"，简称"四川国医学院"。该院为国家批准的办学机构，虽属民办但带有官方性质。四川国医学院也是成都中医学院（现成都中医药大学）的前身，当时会集了一大批中医药的仁人志士，如内科专家李斯炽、伤寒专家邓绍先、中药专家凌一揆等，还有何伯勋、杨白鹿、易上达、王景虞、周禹锡、肖达因等一大批蜀中名医，可谓群贤毕集，盛极一时。该学院共招生 13 期，培养高等中医药人才 1000 余人，这些人后来大多数都成了中华人民共和国成立后的中医药界领军人物，成为四川中医药发展的功臣。

1955 年国家在北京成立了中医研究院，1956 年在全国西、北、东、南各建立了一所中医学院，即成都中医学院、北京中医学院、上海中医学院、广州中医学院。成都中医学院第一任院长由周恩来总理亲自任命。李斯炽先生继创办四川国医学院之后又成为成都中医学院的第一任院长。成都中医学院成立后，在原国医学院的基础上，又会集了一大批有造诣的专家学者，如内科专家彭履祥、冉品珍、彭宪章、傅灿冰、陆干甫；伤寒专家戴佛延；医经专家吴棹仙、李克光、郭仲夫；中药专家雷载权、徐楚江；妇科专家卓雨农、曾敬光、唐伯渊、王祚久、王渭川；温病专家宋鹭冰；外科专家文琢之；骨科、外科专家罗禹田；眼科专家陈达夫、刘松元；方剂专家陈潮祖；医古文专家郑孝昌；儿科专家胡伯安、曾应台、肖正安、吴康衡；针灸专家余仲权、薛鉴明、李仲愚、蒲湘澄、关吉多、杨介宾；医史专家孔健民、李介民；中医发展战略专家侯占元等，真可谓人才济济，群星灿烂。

北京成立中医高等院校、科研院所后，为了充实首都中医药人才的力量，四川一大批中医名家进驻北京，为国家中医药的发展做出了巨大贡献，也展现了四川中医的风采！如蒲辅周、任应秋、王文鼎、王朴城、王伯岳、冉雪峰、杜自明、李重人、叶清心、龚志贤、方药中、沈仲圭等，各有精专，影响广泛，功勋卓著。

北京四大名医之首的萧龙友先生，为四川三台人，是中医界最早的学部委员（院士，1955年）、中央文史馆馆员（1951年），集医道、文史、书法、收藏等于一身，是中医界难得的全才！其厚重的人文功底、精湛的医术、精美的书法、高尚的品德，可谓“厚德载物”的典范。2010年9月9日，萧龙友先生诞辰140周年、逝世50周年，故宫博物院在北京隆重举办了“萧龙友先生捐赠文物精品展”，以缅怀先生，并表彰先生的收藏鉴赏水平和拳拳爱国情怀。萧龙友先生是一代举子、一代儒医，精通文史，书法绝伦，是中国近代史上中医界的泰斗、国学家、教育家、临床大家，是四川的骄傲，也是吾辈的楷模！

追源溯流　振兴川派

时间飞转，掐指一算，我自1974年赤脚医生的“红医班”始，到1977年大学学习、留校任教、临床实践、跟师学习、中医管理，入中医医道已40余年，真可谓弹指一挥间。俗曰：四十而不惑。在中医医道的学习、实践、历练、管理、推进中，我常常心怀感激，心存敬仰，常有激情和冲动，其中最想做的一件事就是将这些中医药实践的伟大先驱者，用笔记录下来，为他们树碑立传、歌功颂德！缅怀中医先辈的丰功伟绩，分享他们的学术成果，继承不泥古，发扬不离宗，认祖归宗，又学有源头，师古不泥，薪火相传，使中医药源远流长，代代相传，永续发展。

今天，时机已经成熟，四川省中医药管理局组织专家学者，编著了大型中医专著《川派中医药源流与发展》，横跨近2000年的历史，梳理中医药历史人物、著作，以四川籍（或主要在四川业医）有影响的历史医家和著作为线索，理清历史源流和传承脉络，突出地方中医药学术特点，认祖归宗，发扬传统，正本清源，继承创新，唱响川派中医药。其中，“医道溯源”是以清代以前的川籍或在川行医的中医药历史人物为线索，介绍医家的医学成就和学术精华，作为各学科发展的学术源头。“医派流芳”是以近现代著名医家为代表，重在学术流派的传承与发展，厘清流派源流，一脉相承，代代相传，源远流长。

我们在此基础上，还编著了“川派中医药名家系列丛书”，会集了一大批近现代四川中医药名家，遴选他们的后人、学生等整理其临床经验、学术思想，编辑成册。丛书拟选择100人，这是一批四川中医药的代表人物，也是难得的宝贵文化遗产。今天，经过大家的齐心努力终于得以付梓。在此，对为本系列书籍付出心血的各位作者、出版社编辑人员一并致谢！

由于历史久远，加之编撰者学识水平有限，书中罅、漏、舛、谬在所难免，敬望各位同仁、学者，提出宝贵意见，以便再版时修订提高。

中华中医药学会　副会长

四川省中医药学会　会　长

四川省中医药管理局　原局长　杨殿兴

成都中医药大学　教授、博士生导师

2015年春于蓉城雅兴轩

前言

医学道统，宗岐黄，绍内难，法仲景，参百家，最忌派别之分，门户之见。故自古名家，或以字行，或以号显，或以所居之地尊之，或以所长之技传之，少有以派别彰之者。老师张廷模教授，恪守“继承不泥古，发扬不离宗”的理念，学兼医药，术贯古今，业医于蜀，誉满中外，影响所及，实无畛域之限。以其祖籍四川，姑以“川派”名之。

老师出生于医学世家，幼承庭训，诵读入门经典，随父母抄方配药。10余岁时，药性、方歌、脉诀，娴熟于心；蒙眼辨药，几百味饮片几无错识。年未弱冠，即闻名乡里。行医60余年来，仁心仁术，医人医心，解厄挽危，助人无数，病家生佛，口碑载道。老师为人洵洵儒雅，平易和蔼，有令人心折的“大医精诚”之风，海内外慕名求诊者、恳邀讲学者、诚请指导者，应接不暇。

老师腹笥渊博，记忆超群，同行目为“活字典”，堪比古贤“著脚书楼”；笃学精思，博学宏识，不菲前人经验，亦不拘既有成见，见解正大精辟；高韵雅致，超迈同侪，著作宏丰，探骊得珠，高山景行，仰止行止。

作为教学名师，老师可谓桃李满天下，其教学视频广为流传，对中医药学生、教师、爱好者影响极大，私淑者遍及神州大陆及海外，常有“粉丝”千里拜谒。对后辈学者更是不吝指教，大力提携，玉成其志。

作为业界大德，老师心系苍生，胸怀全局，以其对中医药学科的详细了解和对业界问题的敏锐洞察，以及对国家相关法律法规的全面研究，对行业发展的政策导向、中医药科研的重点、中药产品及市场监管的顶层设计等多个方面，均有深入而缜密的思考，或受有司诚邀，或被同行公推，以书面建议、大会发言、专题讲座、茶话交流等多种形式，提出了很多真知灼见以备管理者参考，深受有关部门的重视及同行的尊敬。

老师功业虽多在临床，业外亦多传奇。考据训诂释名，不乏独见；药用植物辨识，宛然天成；炮制制剂，自成体系。在担任成都市政协委员、四川省人大代表、成都市政府参事期间，提出的建议、提案，不拘泥医药，视野宽广，涉及众多领域，促成了多项法规修订；早年负责施工的水电站，40 多年来仍运行良好。此外，烹饪、木漆、农艺，亦皆有可道者。弟子们担心老师太过忙碌，不时约请老师休闲，老师棋牌技艺也甚可观。一专多能如老师，非仅勤奋而能臻至，实才智有远过人者也。

黄钟大吕，扣之则鸣。弟子有疑惑请教，老师思维敏捷，批郤导窾，直中肯綮，言多机趣，深藏哲理，发人深省，且娓娓道来，如沐春风。弟子视师，如浩渺千顷，茫无涯涘，澄不见清，淆不见浊，注而不盈，泄而更广，衷心服膺，向若兴叹而已。

是篇之辑，仅弟子管蠡所及，亦弟子附骥之述也。欲窥堂奥，则老师皇皇著作在焉。是为序。

学生 陈勇、闵志强、杨敏、黄巍

2024 年冬于成都

编写说明

张廷模教授在中医药学领域具有独到的思想经验，但可惜到目前为止还未对其学术思想进行过系统的整理归纳，为使其学术思想更广泛地应用和传播，并培养出更多具有流派特色和技术专长的高层次中医药人才，对张老师的学术思想进行挖掘、整理、归纳并发扬推广是十分必要的。

本书是从“作为医家”“作为中药学家”“作为中医药教育家”三个方面，通过张老师自述、文献查阅（教材、专著、论文、讲座授课视频、课题、调研报告等）、他人（同事、患者、学生、家人、朋友等）描述等多途径全面收集整理张廷模教授学术、品德等方面的成就和个人经历，对张老师的学术思想进行深层次的解析和系统化提炼。通过对其学术思想整体和内在关系的把握，归纳要点，以构建其学术思想体系。

本书内容为四川省中医药管理局“川派中医药名家学术思想与临床经验”项目“张廷模学术思想及临床经验”（编号：313999）及国家中医药管理局全国名老中医药专家传承工作室研究成果。值此付印之时，感谢有关科技主管部门、项目组成员和出版社对该书的关心和支持。由于作者水平所限，难免诸多不足之处，敬请读者朋友提出宝贵意见，以便今后修订提高。

学生 闵志强

2024年12月

目　录

生平简介

张廷模

张廷模（1944— ），男，汉族，四川安岳人，中国致公党党员，研究生学历，成都中医药大学教授，博士生导师；首届全国中医药高等教育教学名师，教育部国家级重点学科中药学学术带头人之一，国家中医药管理局重点学科临床中药学学术带头人，国家中医药管理局重点学科建设第一届专家委员会委员，第五批全国老中医药专家学术经验继承工作指导老师，全国名老中医药专家传承工作室建设项目专家，国家食品药品监督管理总局新药评审专家，国家级精品课程中药学负责人，四川省教学名师，四川省优秀教学团队负责人；先后担任成都市政府参事、政协委员，四川省人大代表、人民检察院特约检察员，享受国务院政府特殊津贴。

张廷模出生于中医世家，自幼便随父母系统学习中医药知识，熟读《神农本草经》《黄帝内经》《伤寒论》等中医药经典著作。其青少年时代，矢志研习岐黄之学，年未弱冠即小有名气，饮誉乡里。1963 年 10 月至 1978 年 8 月，张廷模在四川省卫生厅直属泸定皮肤病防治医院从事中医临床工作。其间在该院和甘孜藏族自治州卫校任教 5 年，并利用工作之便，系统学习了西医药知识。如今，他虽已离开泸定皮肤病防治医院 40 多年，但因医德医术双馨，在当地仍有很高的知名度。1978 年，张廷模以优异成绩成为著名中医药专家凌一揆先生的首届研究生，从此医药兼修，中西并重。张教授知识面广，至今临床和教学已有 60 余年积累，尤以中药学造诣深厚，临床实践经验丰富，用药独到，如治愈多名患有危重的剥脱性皮炎、顽固性荨麻疹、湿疹、不明原因高热、小儿便秘、腹痛等患者；并且医德高尚，深受患者信任。

张教授在中药学领域，对药性、功效、配伍理论均有创见，中药材经验鉴别与炮制制剂实践经验丰富；重视中药产品研发，被省内外多家中药企业聘为技术顾问，申报专利 40 余项；积极推动中药新兴产业，向主管部门提交“发展特殊饮片”专项建议书，很快受到行业重视；科研能力强，研究领域广，主持或承担国家发展改革委、科技部、自然科学基金及省级科研课题 10 余项。

张廷模教授作为国家级重点学科中药学学术带头人之一、国家中医药管理局重点学科临床中药学学术带头人，在学科建设方面卓有成效，发挥了带头、引领和辐射作用。注重教书育人，为人师表；不断进行教学方法和手段的改革和创新，教学成果丰硕；教学认真，知识面广，因材施教，教学效果好；在学校教学考核评价中，历来得分最高，2007 年被评为四川省首届高校教学名师，2009 年被评为学校最受学生喜爱的教师、校师德标兵。2016 年他当选首届全国中医药高等教育教学名师，这是中华人民共和国成立以来国家首次开展此类评选表彰。作为中医药专家学术经验继承指导老师，他悉心指导青年教师，特别重视结合中医临床和中药产业发展培养多学科的硕士、博士研究生及博士后人才。

张教授主编国家级教材 10 部，使其内容和体例不断完善，学术水平不断提高，保持教材的先进性；建成省级和国家级精品课程，为教材和课程建设做出显著贡献。主编《中华临床中药学》《中药学词典》《中药功效学》《当代中医内科学》《中国药用石斛品汇集要》等学术水平高、实用性强的专著 20 余部；发表论文 100 余篇。

2004 年，张教授被国家中医药管理局遴选为全国示范教学师资培训班主讲人，为近 20 所院校教师全程讲授中药学，录制的全程教学光盘，广为流传，被视为中药学教学经典。他经常应邀为优秀中医临床人才培训班等全国性学习班、兄弟院校、医院、医药学会、台湾地区及国外讲学，无私传授经验和技术，使其学术思想得以继承与发扬。

张教授任中华中医药学会中药基础理论分会顾问，多次就学科热点问题做主题发言，在学会内享有很高声誉。张教授还被聘为中医类硕士研究生入学考试、执业中医师考试和执业药师考试工作专家，参与考试大纲编写和试题库建设，出色完成了任务，为中医药行业做出了积极贡献。张教授还任科技部项目、国家自然科学基金和国家食品药品监督管理局新药评审专家，客观公正，认真负责。

张教授积极参政议政，提交了包括中医药发展方面的数十件高质量的议案、建议和调研报告，大多被采纳，促成多部法规的修订。他多次被四川省委统战部等部门评为先进。

临床经验

川派中医药名家系列丛书

张廷模

一、发挥亦医亦药的优势

张廷模教授发挥亦医亦药的优势，临床用药精当，积累了大量独到的用药经验。例如，体会到小青龙汤之用五味子并非因其酸收，“防辛散太过”的观点无法自圆其说，张教授认为小青龙汤证本虚标实，五味子补益肺肾之气，能够固护本虚；且因其养心安神，可以兼顾老年患者睡眠不佳，又防麻黄兴奋引起的“心烦”；同时还敛肺止咳以治标，体现了仲景选药之精。张教授认为天王补心丹之用桔梗，绝非“载药上行”，方中其余归心经之药何需归肺之物“引导”，此方乃宗《神农本草经》“主惊恐悸气”原意，用桔梗以宁心安神。栀子豉汤之用淡豆豉，并非取其“除烦”，而是仲景以其“养胃和中”之功，避免14枚大栀子苦寒伤胃。

二、内服结合熏鼻、嗃鼻治疗鼻疾

治疗鼻疾、外感疾病、头风，内服结合熏鼻、嗃鼻，提升疗效。中医理论认为，肺开窍于鼻，其主神志在忧。由于鼻腔特殊的结构与生理功能，鼻子不仅参与呼吸，司嗅觉，吸收药物能力强，而且直通于脑。因此，自古以来，经鼻腔给药就是中医治病的一条重要给药途径。经鼻给药，有燃点烟剂、香剂，通过吸入含药烟雾以防治疾病；也有滴入液体制剂，直接作用于鼻腔；或通过鼻腔吸入或吹入散剂，称为“嗃鼻”，如唐代《外台秘要》用瓜蒂散“嗃鼻”治黄疸病目黄不除，宋代《太平圣惠方》用牛黄散“嗃鼻”治小儿急惊风。清代《理瀹骈文》强调:“喉风急症，舍吹鼻通肺之外治，别无它法。”可见“嗃鼻”给药的重要性、特殊性，值得从现代科学角度深入研究。治疗以上病症的处方中，大多有荆芥、薄荷、蔓荆子、白芷、防风、菊花、金银花、连翘、羌活、辛夷、香薷、桂枝、藿香、川芎等芳香之品，煎煮时经鼻腔吸入逸出的芳香活性成分，既能提高药物的利用率，又能明显增强疗效。

三、主张“以平为期”治疗小儿疾病

小儿稚阴稚阳，易虚易实，张教授主张“以平为期”。外感，多用辛平，常以荆芥、防风、羌活配伍金银花、连翘、菊花等；反复咳嗽，常见于过敏体质的咳嗽变异性哮喘，多表现为咳嗽反复发作或持续不断，常在夜间或晨起发作或加剧，以干咳为主，时有少量白黏痰，偶伴喘息，咽干口渴等，此证多为肺阴亏虚，风摇钟鸣，善用自拟麻黄沙参定喘汤化裁，每获捷效。

四、擅长益气养阴治疗肿瘤

肿瘤手术或化、放疗后，以气阴两虚为主，张教授喜用黄芪、党参、山药、白术，气旺血易生，慎用过于滋腻之品，呆滞脾胃；滥用清热解毒之法，欲期祛邪以抑杀肿瘤，会适得其反。

五、医案举隅

（一）高热病案

案1 吴某，男，63岁。

患者突发高热，体温39～41℃，入住医院急诊科已27天。入院即下达病危通知。通过肺支纤镜、CT、核磁共振等，各种实验室检查及诊断性治疗，已排除可引起发热的各种感染性及非感染性疾病，如流感病毒肺炎、鹦鹉热、肺炎支原体肺炎（原发性非典）、立克次体感染、恙虫病、肺炎双球菌性大叶性肺炎、金黄色葡萄球菌肺炎、军团病、钩端螺旋体感染、真菌感染、寄生虫感染、过敏或变态反应、结缔组织病、血液病、恶性肿瘤等。每日采用支持疗法及物理降温，用解热镇痛药物后可降温两三个小时。每日下午4点左右开始持续高热至39.5～41℃。因张廷模探望患者，询及病情及诊断治疗情况，问及何以不用中药，其夫人即拿出处方，并说不仅服之无效，而且更加难受。

刻诊：患者形体消瘦，面色苍白，头枕冰袋，声音低怯；偶尔起身步行须搀扶；午后发热尤甚，清晨略降，但也在38～39℃；无汗，用解热镇痛药后有时少量汗出热退至38℃左右，2～3小时后又渐发高热至39～41℃，已持续27天；无胃口，除输液外仅喝少量清稀粥，时有呃逆；唇周发白有蜕皮，舌淡苔腻微黄，脉细而促。

辨证：湿热遏阻少阳而兼气虚。

处方：蒿芩清胆汤加减。

青蒿15g	广藿香10g	黄芩15g	柴胡15g
竹茹30g	石菖蒲6g	枳壳10g	山药30g
薏苡仁30g	茯苓15g	党参20g	半夏15g
陈皮10g	豆蔻6g	甘草3g	

3剂。

患者当晚7点半左右服药，11点退热，第2天未发热，又留院观察3天，高热退，食欲渐增，体力渐复，要求出院。

按语：本案患者发热近1个月，而西医诊断不明，张教授细查病情后辨为少阳枢机不利，湿热内蕴并兼气虚，故治疗时选用《重订通俗伤寒论》之蒿芩清胆汤加减。蒿芩清胆汤主治少阳湿热痰浊证，为俞氏验方，四川地区由于地处盆地，气候多湿，患者患病易夹湿，而遇到这种夹湿的发热用蒿芩清胆汤这类方剂有非常好的临床疗效。

案2 张某，男，52岁。

患者为访美学者。回国后即发高热，体温39～40℃，入院即下达病危通知书，高热3周不退。通过各种检查及诊断性治疗，并请多位专家会诊，仍未能明确诊断。

刻诊：面色略黯无华，无汗，微咳少痰，喉咽干痛，口干不欲饮，饥而不欲食，大便多日未解。舌红苔少，脉细数。

辨证：暑热伤肺，气阴两虚。

处方：《医学衷中参西录》清金益气汤加减。

黄芪20g	南沙参20g	玄参15g	知母10g
生地黄20g	牛蒡子15g	麦冬15g	桑叶15g

枇杷叶 10g	石斛 15g	山药 20g	五味子 10g
甘草 3g			

3 剂。

3 剂药尚未尽剂，患者高热已退。后以益气健脾、养阴清肺之药调理 1 周，高热未再复发，各种检查均已正常而出院。

按语： 张廷模教授在诊病时极具观察力。本案时非夏令，但张教授观察到患者长期居处的空调房间颇似暑热环境，因此辨证为暑热伤肺，气阴两虚。方用张锡纯所创清金益气汤加减，该方"治尪羸少气，劳热咳嗽，肺痿失音，频吐痰涎，一切肺金虚损之病"，3 剂药尚未尽剂，患者高热已退。主管医生深感惊奇，特邀张廷模教授面谈，与张廷模教授交流了中医辨证论治、随证施药的特色和心得。

案 3　许某，女，44 岁。

患者因确诊子宫癌于 2014 年 3 月手术切除，之后接受化疗和放疗。5 月 17 日进行上述治疗后返家即出现发热、恶寒，立刻回到医院就诊，体温 39.6℃。收入住院治疗。予抗病毒、抗感染药物及物理降温、静滴脂肪乳等，仍高热持续不退。入院 5 日后下达病危通知书。经各种理化检查和专家会诊，一直未明确发热原因。至 5 月 28 日，拟转他院治疗。经人介绍，恳请张廷模教授诊治。

刻诊：消瘦，面色无华，纳差，腹胀，舌淡，苔薄腻，脉微浮而细弱。

辨证：气阴两虚，外感夹湿。

处方：

广藿香 15g	香薷 12g	厚朴 10g	豆蔻 10g
青蒿 10g	柴胡 12g	金银花 30g	薏苡仁 30g
黄芩 15g	白术 15g	羌活 10g	南沙参 30g
麦冬 15g	甘草 3g		

3 剂。

下午 6 时左右服药约 250mL，10 时左右再进一次，3～4 小时后体温降至正常，服用 2 剂后体温一直正常。后以益气养阴法善后。

按语： 放、化疗为现代治疗癌症的主要手段，但治疗过程中常出现各种不同的不良反应，影响人体多脏腑功能，造成功能失调。本案患者为放、化疗伤及气阴，又兼外感夹湿。在治疗上颇为棘手，既需补气养阴，又需解表除湿，该方的组成就符合上述治则。这也体现了张教授经常提到的临床经验——四川地区由于地处盆地，气候多湿，患者患病易夹湿。

案4 倪某，男，61岁。

因近期出现低热、盗汗，在当地就诊，初步诊断为白血病，并转至专科医院治疗，确诊为急性非淋巴细胞白血病，随即进行化疗和对症处理，低热、盗汗减轻；出现胃脘不适、恶心、食欲不佳等不良反应；大约1个月后，因伴发呼吸道感染，出现高热、咳喘，病情加重。

刻诊：患者面色无华，声音低微而兼喘息，发热（体温38.6℃），血常规检查：贫血，血小板40×10^9/L。脉洪而疾。

诊断：阴虚血热，阳气亢逆。

处方：

南沙参20g	生地黄20g	桑白皮20g	麦冬20g
五味子12g	白芍15g	珍珠母30g	磁石30g
仙鹤草20g	女贞子20g	墨旱莲20g	甘草3g

张教授诊后判断患者属于危候，最令人担心的是脑出血先兆。

当晚10点15分即发生脑出血，抢救至凌晨2点，终因病情太重而去世。

按语：本案患者本身属于体虚之证，但脉象反常而洪大疾速，张教授辨属阴虚血热，阳气亢逆，是危候，加之血小板数量偏低，脑出血的概率很大，非常遗憾本案患者由于病情太重，还未服药即发生脑出血，未能救治成功。

（二）剥脱性皮炎病案

案1 杨某，女，76岁。

患者2周前因怀疑自己感冒，自购药物服用后，全身出现粟粒样皮疹，皮肤潮红、肿胀、湿黏，腋下、肘部、腘部皮疹尤多，瘙痒难耐。后逐渐结痂，搔后皮肤片状脱落。入住成都市某市级医院，诊断为剥脱性皮炎。用激素、抗组胺药物、抗感染药物、维生素等，效果不明显。也曾请中医用药，多为清热凉血解毒之品，亦无甚效果，自动离院回家，张廷模受邀前往诊治。

刻诊：全身皮损，皮肤大面积剥脱，弥漫潮红，少气懒言，眠差，纳差，口渴，心烦，舌淡红，苔薄黄，脉弦细弱。

辨证：热毒耗伤气阴。

处方：

西洋参 5g	南沙参 15g	石斛 15g	麦冬 15g
竹叶 10g	知母 10g	山药 20g	薏苡仁 30g
土茯苓 15g	金银花 20g	连翘 15g	甘草 3g
西瓜汁 100mL			

5剂，忌油腻辛辣食品。

二诊：服药后瘙痒大减，可安静入眠，肿胀潮红消退，剥脱的皮损处似有新皮滋生。前方减西洋参，南沙参增至30g，继服5剂。

服后瘙痒消失，皮损向愈，胃纳亦佳，二便正常，形神逐渐改善。后以益气养阴健脾之药调理善后，2个月后完全康复。

按语： 剥脱性皮炎型药疹，中医辨为药毒、药疹等，多因禀赋不耐，毒邪内侵所致，蕴热中毒，伏于血分，血热妄行，溢于肌表则见红斑泛布，肿胀脱屑。根据病因病机，清热解毒为治本之法，然本病案患者年逾古稀，辗转求医2周有余，已有少气懒言、口渴纳差、脉弦细弱等气阴两虚之象，岂能再堪削夺。张教授辨证为热毒耗伤气阴，以益气养阴为主，辅以清热解毒，攻补兼施，取得了良好的疗效。

案2 张某，女，30岁。

患者因感咽部不适，自服抗感染药后出现全身斑丘疹，瘙痒，潮红，发热，后又出现水疱，破溃后糜烂，大小不等的片状脱皮。到职工医院求诊，后转入某三甲医院住院治疗。医院诊断为药物性皮炎，给予激素及抗感染等治疗。出现高热，似有败血症之虞。病情危急，已下达病危通知书。恳请张廷模教授前往诊治。

刻诊：全身脱皮严重，尤以背部、上臂、上腿为甚；面色潮红，眼睑、口唇肿胀，体温39.7℃；神志尚清，心烦、咽干、口燥，呼吸粗重，舌红、苔薄黄，脉数。

辨证：热毒炽盛，气血两燔。

处方：解毒地黄汤加味。

水牛角粉 30g　生地黄 30g　赤芍 15g　牡丹皮 15g
金银花 30g　连翘 15g　南沙参 20g　槐米 15g
麦冬 15g　玄参 15g　知母 15g　石膏 30g
甘草 5g
3 剂。

服药后体温降至 37.8℃，全身肿胀渐消，面色潮红已退。原方继服 3 剂，体温正常，皮损处已滋生新皮，瘙痒已除。

后以凉血养阴、益气健脾善后。前方去水牛角、石膏、知母，金银花减量至 10g，加山药 30g，五味子 10g。

治疗半个月，病情稳定出院。出院后以黄芪、南沙参、山药、麦冬等益气养阴之品调治 2 月，逐步康复。

按语：本案属中医学“药毒”范畴，总由禀赋不耐，邪毒内侵，风湿热蕴蒸郁于肌肤，郁久化热，血热妄行，溢于肌表，毒邪炽盛，气血两燔，客于营血，内攻脏腑，久则阴液耗竭，阳无所附，浮越于外，危重病现。该患者脱皮严重，舌红、苔薄黄，咽干，脉数，热盛出现伤阴症状，治疗应清热解毒、凉血化斑并养阴，选解毒地黄汤加味。邪、实、热是本案之急、之标，其次是伤阴动血。在应用清营凉血泄热治疗的同时，养血滋阴宁血，遵循“入营犹可透热转气，入血就恐耗血动血，直须凉血散血”的治疗原则。张教授首先选用清热解毒化斑方剂，待热退肿消后再滋阴清热善后，取得了良效。

学术思想

川派中医药名家系列丛书

张廷模

张廷模教授从事中医药临床、教学和科研60余年，医药兼修，传统和现代并重，继承不泥古，发扬不离宗，学术造诣深厚，提出大量新观点，弘扬中医药学术。其学术造诣主要体现在以下方面。

一、中药学方面

（一）性能衍义，理论为之一新

在中药性能研究中，张教授首次提出补泻、润燥、走守、刚柔、动静、猛缓等也属于性能范畴，全面展示了中药性能理论的丰富内容；提出区分性能和性状的必要性，使性能理论更加清晰和完善；深入阐述了药性“三性说”的合理性，弘扬了《神农本草经》实际的分类方法。张教授所剖析的“一物二气”说，在973项目课题“中药药性理论相关基础问题研究”中得到证实，发挥了积极作用。他强调区分性能五味与性状五味的必要性，认识药物归经与临床辨证定位理论的相关性，以及阐明归经与引经、基于法象药理学的升降浮沉与基于药效学的升降浮沉的联系与区别等，弥补前人认识之缺位。关于引经和药引，张教授考证发现在归经理论中，前人认为一些药对机体的某一部分具有特殊作用，其选择性特别强，并且可以引导同用的其他药物达于病所，而提高疗效，因而将这些药物称为引经药，其所具有特殊归经作用被称为引经。既往医药学家从不同角度去认识归经及引经，有的从药物对机体作用部位的选择性去认识；有的从药物在体内代谢过程的角度去认识；还有的既从药物对机体作用部位的选择性，又从药物在体内的代谢过程两方面综合进行论述，而有的药物在临床上治疗某些病证确有特殊疗效，但就当时或目前的研究条件还不能对其作用机理有一个准确或较为使人信服的解释。因此，造成了对引经药认识上的分歧。

另外，他廓清了“毒”与“毒性”的概念，也是迄今为止比较全面的。其所提将毒性与性能分离与创新的建议，有利于科学对待中药的“毒性”，能防止重要安全性事件扩大化。

1. 明确性能与性状的区别

性能是对中药作用性质和特性的概括，是依据用药后机体发生的反应归纳出来的，是以服药的人体为观察对象，其内容包括四气、五味、升降浮沉、归经、毒性等。而性状是以药材本身为观察对象，用以描述其各种理化特征，主要内容有形状、颜色、气嗅、滋味、质地（如轻重、枯润、疏密、软硬和坚脆等）。

据本草记述，前人很早就意识到性能与性状的含义、认识方法截然不同，不能相互混淆。最具代表性的是明代贾九如的《药品化义》，其卷一“药母订例”中拟定了论药的8点规范，以防“议药者皆悬断遥拟”的时弊。“药母”的具体内容是：

体——燥、润、轻、重、滑、腻、干；

色——青、红、黄、白、黑、紫、苍；

气——膻、臊、香、腥、臭、雄、和；

味——酸、苦、甘、辛、咸、淡、涩。

以上四者为“天地产物生成之法象”，属于药材的性状，观察对象是药材。

形——阴、阳、木、火、土、金、水；

性——寒、热、温、凉、清、浊、平；

能——升、降、浮、沉、定、走、破；

力——宣、通、补、泻、渗、敛、散。

以上四者为“医人格物推测之义理”，主要为中药的性能，其观察对象是用药的人体。

前四者为“天地产物”时便客观具有，可直接由药材感知，后四者乃“医人格物”时的主观推理，必须在用药后分析认定。这种认识，在当时十分可贵，至今仍有很大的实际意义。古代综合性本草，既论药材，又议药性，往往将性状和性能混言杂书，长期未能明确区分。目前，中药学科不断分化，研究中药材品质的中药鉴定学等，十分重视药材的性状特点，而且由宏观深入微观。临床中药学更加注重性能，对性状的了解已属次要。

2. 主张药性“三性说”

张教授深入阐述并证实了药性“三性说”的合理性，弘扬了《神农本草经》实际的分类方法。“四气”说的思想出现很早，但将其概括为“四气”二字，则首见于《神农本草经·序例》：“药有酸、咸、甘、苦、辛五味，又有寒、热、温、凉四气。”该说法为世人熟知，影响极广，至今仍为各种中药专著沿用，往往被视为不刊之论。

药之寒、热、温、凉，为何被称为“四气”，明代李中梓《医宗必读·药性合四时论》认为：“以四时之气为喻四时者，春温、夏热、秋凉、冬寒而已。故药性之温者，于时为春……药性之热者，于时为夏……药性之凉者，于时为秋……药性之寒者，于时为冬。”这是说药性之寒热温凉，是以春温、夏热、秋凉、冬寒的四时气候特征比喻的。考前《周礼》“食医”之文及郑玄之注，亦有此意。《圣济经》于卷之六《食颐篇·因时调节章第一》说：“春气温，食麦以凉之；夏气热，食菽以寒之……冬气寒，食黍以热之。”于卷之十《审剂篇·气味委和章第一》又说：“春夏温热，秋冬凉寒，气之常也。法四时之气以为治，则治寒以热，治热以寒。”药食同源而一理，各种药物也可以如食物一样“法四时之气以为治”。故李中梓之言，是有依据的。

寒、热、温、凉本来是对四时气候特点的概括，正如《汤液本草》称李东垣曰：“天有阴阳……温凉寒热四气是也……温热者，天之阳也；凉寒者，天之阴也。”那么，古人为何要将药性法四时之气呢？在古代，受人与自然相应的哲学思想影响，《黄帝内经》以来的各种医学专著均将一年的春、夏、秋、冬四时，气候中的温、热、凉、寒四气，病证的寒、热、温、凉四性，以及药的“寒者热之，热者寒之，温者清之，清（即凉）者温之”（《素问·至真要大论》）完全联系在一起，认为药物的四气禀受于天，是因天气差异而引起的。如谓：“凡言微寒者，禀春之气以生，春气升而生……言大热者，感长夏之气以生，长夏之气而化；言平者，感秋之气以生……言大寒者，感冬之气以生，冬气沉而藏。此物之气，得乎天者也。”（《神农本草经疏·原本药性气味生成指归》）又如陈藏器说：“小麦秋种，夏熟，受四时之气足，兼有寒、热、温、凉，故麦凉，曲温，麸寒，面热。”（《本草纲目》小麦条）可见“四气”之由来，与人类取暖可以御寒、乘凉可以避暑热等直接感受有关，受“人与天地相应”（《灵枢·邪客》）的哲学思想影响而形成和发展。

还应看到，古代朴素唯物主义思想认为，气是构成世界的基本物质，食物和药物亦不例外，也是由气构成的。所以，在《黄帝内经》等典籍中，还常常用“气味”对举并提的方式，用以代指食物和药物中的精微物质。如《素问·脏气法时论》曰：“气味合而服之，以补精益气。”《素问·阴阳应象大论》曰：“形不足者温之以气，精不足者补之以味”等。前人还认识到，药食的养生和防治疾病的作用，是其中所含精微物质产生的，即是由“气味”产生的。于是，进而将药食作用的若干性质和特征也称为“气味”，“气味”便成为中药性能的主要内容。宋人格物穷理的风气，加深了对这种思想的理解，其发挥出新，达到了令人折服的程度。如在“中药的作用”一节中引沈括《梦溪笔谈》，对饮食及服药后“英精之气味”变化的有关论述，十分深刻。《圣济经》不但阐明了物质之“气味”与功能之“性味”的因果本末关系，给后世以极大启示；还提到“食饮与药入口，聚于胃，胃分气味，散于五脏”。可见，将药物寒热之性称为“气”，还应有强调其物质性的潜在用意。

“气味”一词，含义双关，既是药食中“英精”物质的代称，更是这些物质若干作用性质的概括，其不足之处，显而易见。有鉴于此，《圣济经》将后者改称“性味”，以示区别。书中的“形气者，性味之本；性味者，形气之末；工之审剂，齐其末而不知其本，故专性味而失气体之求，是未尽阴阳之道者也”等有关文字，不仅指明了“气”与“性”，即物质基础与性能表现的本末关系，并且提出了不能只重表面药性，而不深究内在物质要求。这在当时虽无法真正进行，但其积极意义值得肯定。努力阐明各药性的物质基础，迄今仍是中药学的艰巨任务。

此外，“气味”还常为“气臭滋味”的简称。宋徽宗赵佶政和年间，寇宗奭于《本草衍义》中指出：“凡称气者，即是香臭之气。其寒、热、温、凉，则是药之性……其序例中气字，恐后世误书，当改为性字，则于义方允。”尽管寇氏的主张，对于明了“性”与“气”的关系，避免“气”含义的分歧，十分可贵，十分重要。但“四气”之说，出自药学经典，并沿用千年，约定俗成，在当时要将其废置不用，而标新立异，是难以得到诸家认同的。所以，李时珍《本草纲目》采取折中态度，认为：“寇氏言寒、热、温、凉是性，香、臭、腥、臊是气，其说与《礼记》文合。但自《素问》以来，只以气味言，卒难改易，姑从旧尔。”自此，则“四气”与“四性”并行混用，沿袭至今。

由上可知，“气”与“性”是有明显差异的，可以截然区分。前者或指药之寒、热、温、凉，或指气候之冷、暖，或指药食之精微物质，或指人体嗅觉器官感知的香臭之气，如《汤液本草》之羌活“气雄”、独活“气细”等，亦为此类。后者虽可泛指药物作用的性质和特征，不仅可言某药性热、性寒之类，还可以称某药性缓、性急，性燥、性润，性走、性守，性升、性降，等等。但严格地讲，将“四气”改称“四性”的主张是合理的。

四性之中，温与热为同一性质，温次于热；寒与凉又为同一性质，凉次于寒。为了进一步区分各具体药物的寒热程度差异，人们还往往对一些药标以大热、微温、微寒、大寒、大温、冷等。但其实质仍然是寒热二性的划分。

“四气”说的形成，有其深刻的历史根源。在中医药的认识方法中，立足阴阳，将各种观察对象和概念，完全视为对立统一的两个矛盾，是用二分法来处理的。药性亦如此，使之寒热两分，以与八纲辨证之寒热，治则之“寒者热之，热者寒之”相合拍。

虽然如此，但疾病常常有非表非里、非虚非实、非寒非热之证，超出了表里、虚实和寒热的辨证纲领。同样的道理，药亦存在不寒不热之性。在临床用药中，正如徐灵胎《医学源流论·药石性同用异论》所说：“（有时）并不专取其寒热温凉补泻之性……而投之反有神效，古方中如此者不可枚举。”药之治病并非全凭其寒热之性，亦说明药中当有平性。“四性”中不计平性的做法，诚为失之疏漏。

再从分类的逻辑和方法来看，既然凉为寒之渐，则寒可包括凉；温为热之渐，则热可以包括温，其间分别只有程度差异，并无属性区别。可见“四性”的分类方法，违反了“子项不相容”的科学分类原则，导致了子项（寒与凉，热与温）相互包容，层次混乱。如按一、二两级层次来分列药性，其一级分类为寒、热、平三性，其二级分类为大寒、微寒、大热、温、微温等，则更为合理。

这种分类可如下所示：

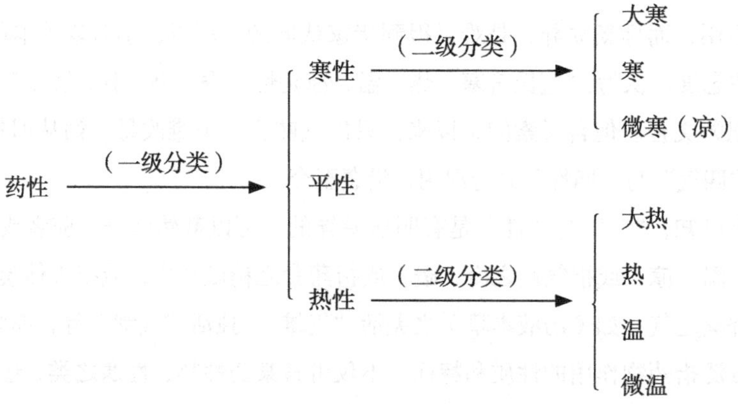

由于平性药的客观存在，而且为数众多，不容忽视，“三性”之说便自然产生。该说首见于唐代《唐六典·尚药奉御》，其要求用药时“必辨其五味、三性、七情，然后为和合剂之节”。上文后又自注曰：“三性，谓寒、温、平。”“三性说”提出后，因受崇古遵经世风的影响，并未受到人们的重视。但无论从理论上来讲，还是从实际中考察，将药性三分，较之“四气”说之二分法，实胜一筹，更能与逻辑性相符合。

在《神农本草经·序例》中虽称药有寒、热、温、凉四气，但其各药之中并无凉性之品，书内主要涉及寒、微寒、温、微温和平五种药性（尚有礜石大热、曾青小寒）。今人马继兴先生辑《神农本草经辑注》时，称其为“五气说”。凉性的具体使用，始于《本草拾遗》，《日华子本草》继有发展，但至今罕用。其含混之处及操作之难，后面将予以探讨。至于平性之药，《神农本草经》达123种之多，超出总药数的三分之一。《本草经集注》对药性的区分，“以朱点为热，黑点为冷，无点是平”，只重此三性。其后，《珍珠囊补遗药性赋》分药物为寒、温、热、平四类，收列平性药68种，分别超过其他三类之数。在《中药学》教材中，平性药约占24%。其中虽不乏标定欠妥当者，但不只平性药如此，其他各性药亦然。不难看出，包括《神农本草经》在内的本草，以至当代中药专著，实际上是赞同“三性说”的，是按照“三性说”处理具体药性的，有力地说明了平性药存在的客观性和重要性。

在“四气说”的影响下，大多医家认为平性药“实际上也有偏温偏凉的不同，称其性平是相对而言的，仍未超出四性的范围”。而验之实践，这类药物用于热证，既不致于助热，也无助于除热；同一药物用于寒证，亦不致于助寒，同样无助于祛寒，从理论上讲，平性虽然是相对的，但临床使用一般不考虑其偏温偏凉的不同。应当说平性药是没有明显寒热倾向的，也无必要醉心于人为地区别其寒凉倾向，因为这样做无补于用药实践，只是在为圆“四气说”而已。

一年四时之气候，不是温热，便为寒凉，若以药性与此四时之气相匹配，则不偏不倚的平性是不能存在的。所以，平性应有偏温或偏凉的差异的观点，古已有之。张元素《医学启源·用药备旨》认为：“湿化成，戊土本气，平；兼气温凉寒热。”即有平居四气之中的意思。但从药性与病性寒热相对而言来看，则证有寒热之性皆不明显，并不选用寒热药性以治疗者，药有对寒热病性皆无明显影响，或对二者影响相当者，此乃平性产生的实践基础。再从字义上看，《广韵》称："平，正也。"本为平正不偏者也。明代卢复《本草乘雅半偈》谓："（白薇），气平……平则不上不下，敦土德化。"徐灵胎《神农本草经百种录》亦指出，"（平性药）凡病皆可用，无所禁忌"（见丹砂条），又称平性之藕实茎为"中和之性，无偏杂之害"，均有平性药无寒热偏性之意。因此，"三性说"以寒、温、平三分药性的主张，是对"四气说"的发展；认为平性药多无寒温之偏的思想，也更有积极意义，更与用药实际吻合。

目前，还有认为平性药是"作用比较缓和"的药物，此观点也是值得商榷的。这种观点由来已久，如《本草经疏》称平性药"冲和而淡"（麦门冬条）、"无猛悍之气"（磁石条）。尽管平性药中不少冲和性缓之品，但例外亦较多。如活血药之三棱、莪术、牛膝、桃仁，常标以平性，但其化瘀之功却较强烈，有的还为破血之品；猪苓、桔梗、蒲黄、全蝎、蛤蚧等药，虽多谓其性平，其主要功效的强度，均不在同类而性偏寒热的药物之下。更主要的原因还在于，药性寒热只在于反映其对疾病寒热的影响，不应与其猛缓的性能相混淆。此外，有称"上品、中品、下品，无毒悉谓平"，也有谓平性即凉，"气平可以清热"，这两种观点均是不妥的。

"四性"一说，沿用虽久，实难变易，但从理论上讲，宜改称"三性"，方为允当。

3. 证实"一物二气"的客观存在

诸药之味及归经，一般皆不止于一种；药之升降趋向，存在若干"二向性"现象；药之补泻，亦有二者兼而有之者。王好古认为："有一物一味者，一物三味者；一物一气者，一物二气者。"《本草蒙筌》也曾提出："有一药一气，或二气者。热者多，寒者少，寒不为之寒；寒者多，热者少，热不为之热。或寒热各半而成温，或温多而成热，或凉多而成寒，不可一途而取也。又或寒热各半，昼服之，则从热之属而升；夜服之，则从寒之属而降。至于晴日则从热，阴雨则从寒，所从求类，变化犹不一也。"一药多味，或者通行诸经，历来众口一词，从无异议。而一药可能有二气，则鲜为人知，此说是成立，还是谬误，后世本草均持回避态度，不予评述，不置可否。历代虽有触及，但阐发不够，存在进一步研究的必要。

在古代本草中，能够见到一药标以二气的，如《神农本草经》之雄黄"平寒”、翘根“寒平”,《本草经集注》蔓荆子“平温”,《开宝本草》胡核“温平”,《日用本草》绿豆“凉平”,《图经本草》硼砂“温平”,《汤液本草》龙骨“平微寒”、黄芪“气温平”等。这些与王氏“一物二气”之说是否吻合，尚难定论。

有人认为，“一物二气”，应指“根、苗异气味”，或“生、熟异气味”。的确，因入药部位不同，药性互异者甚多，如麻黄与麻黄根、枸杞与地骨皮；生用熟用，药性改变者亦是炮制的重要目的，如生地黄与熟地黄、生首乌与制首乌、生艾叶与炒艾叶。其实，这些部位不同、生熟不同之物，已经成为不同的药物，不应再视为“一物”，与王氏之说显然不是一回事。

《本草备要》以药物体用分二气，如谓薄荷“体温而用凉”，可能因其气芳香、味辛辣，质轻，性属阳而“温”；其功用“疏风热”“利咽喉”，又应为“凉”。其不仅含义难明，亦与王氏之意不符。

药材的老嫩与干鲜、阴干与晒干，是否经火制加工，是会导致药性变化或产生差异的。药物鲜用，其寒凉之性甚于干品，如鲜地黄与干地黄；或其温热之性弱于干品，如鲜生姜与干生姜。藏青果为诃子之幼果，其性寒于诃子；嫩姜之温性弱于老姜。阴干大黄之寒性甚于用火烘烤干燥者；生晒人参性偏于寒，而经火之红参性偏于温；生地黄、生首乌不加辅料而久蒸久晒，其药性亦会显现温性。这些与王好古所谓“温多而成热，或凉多而成寒”及“晴日则从热，阴雨则从寒”之论，具有一定的相似性。其所谓昼服夜服，药性不一，亦值得研究。

目前又有人提出药之二气与剂量相关，一些被主要气味的“偏性”所掩盖的次要气味，随着剂量增加而逐渐达到“有效浓度”，则表现出不同的偏性。临床柴胡用以升阳举陷、疏肝解郁，剂量一般较小，其寒性并不明显，若剂量增大，则解表退热，显现出寒性。此乃“一物二气”的又一认识。

上述事实为人熟知，亦易于接受，说明一物二性，并非水火不容。不过，“一物二气”不止于此，更为复杂。

前述大蒜、冰片、丹参等药物寒温药性之所以长期有分歧，很大程度上是对“一物二气”缺乏应有了解而引起的。因为这些药具有多种功用，而每一作用对机体病理状态的影响是不同的，所表现的寒热治疗效应存在差异，医家观察角度不同，注重的偏性不可能相同，常使其得出的结论带有片面性，而各持一端。为了给各自的结论找出依据，或取其气臭滋味，或取其直接感受，或取其不良反应，或取其各种阴阳属性之一种，加剧了药性认识的分歧。

导致这类一药二气的原因是多方面的，但其关键是功用不一。

（1）给药途径不同，药性可能不一

有的药物因给药途径不同，功用可以迥异，其寒热效应当然不能归一。如冰片外用，对五官和皮肤热证之红肿痒痛，有良好的清热消肿、止痒止痛作用，以此立论，当有寒凉之性；其内服开窍醒神、缓解冠心病及外伤疼痛，偏于温通走窜，绝无除热去火的治疗效应，因此而言，其性当偏温。又如吴茱萸、细辛内服，长于散寒止痛，表现出较强的温热之性；而外敷涌泉，对口舌生疮之实热证及高血压之阳热上亢者，单用即有可靠疗效，与其温热之性毫不相干，现用“引火下行”“火郁发之”来解释，实属不得已的自圆其说。目前，随着剂型的多样化，给药途径更加复杂，这种现象将日趋增加，如枳实内服，用以行气化痰、除痞散结，其寒热效应很不明显，因承气诸方之中，或谓其微寒，但改用静脉给药，则强心升压，表现出温热性的治疗效应。

（2）一药多效，即使给药途径相同，药性也可能不一

徐灵胎说：“药之功用不止一端。”中药内服时尤其如此。其不同的功用，能够纠正不同的病理状态，而呈现出不同的治疗效应，导致药性不止一“气”。如前述之丹参，用于热病邪入营血，疮痈红肿疼痛，因其清热凉血之功而被确定为寒性（至少是微寒）；而其活血止痛、化瘀生新之功，对寒凝瘀滞之证亦疗效可靠，且无明显寒凉之偏性。正如《本草经疏》所言：“观其主心腹邪气，肠鸣幽幽如走水，寒热积聚，破癥除瘕，则似非寒药；止烦满……久服利人，又决非热药，当是味苦平微温。”根据其不同功用、相应的寒热治疗效应，药性可以微寒，可以微温，也可以为平性，乃一物三“气”。又如郁金，其药性亦素有寒温两说，难以折中，实因其活血化瘀、行气解郁，善治心脉血气疼痛、产后腹痛，故有“宜性温不寒……疗寒除冷之谓”（《本草求真》）；其又凉血清心、利胆退黄、利尿通淋，对痰火扰心、湿热黄疸、湿热淋证等，颇有效验，故《神农本草经读》诸书，又称其“气味苦寒”，目前多言其“微寒”。此类药物，并不鲜见。如虎杖既治寒凝血瘀、风寒痹痛，又主肺热咳嗽、湿热黄疸、淋证。益母草既治产后腹痛、冠心病胸痛，又治热毒疮疹、湿热水肿。牛膝既治血瘀、肝肾不足之证，又疗上部血热及实热之证。豨莶草既治风寒湿痹、中风不遂、又治热性疮肿痒疹。远志

既治寒痰咳嗽，又治热毒疮痈……上述各药之性，历代本草均存在分歧，有的还长期争论不休，若应用王好古之论加以考察，庶可取得共识。

由上可知，除附子、干姜与黄柏、知母等寒热极性很强的部分药物外，药有“二气”的现象是客观存在的，且较为普遍。药性标定困难和有争议者，也主要是这些品种。因此，阐明这一药性规律，对于理解和应用“四性”理论，是极为重要的。

4. 明确性能五味与性状五味的区别

中药的味，历来称为五味，又常与“四气”合称“气味”或“性味”，是最早总结的中药性能之一，在概括药物的某些功效特点，解释药物起效原理，指导中药的临床应用等方面，都有一定的作用，并为历代医药家所重视。

早期的五味理论，来源于药物的真实滋味，用以反映各药功用与其对应关系。后来，五味作为中药的性能，主要用以反映部分药物散、敛、补、泻等作用的性质和特征，各药下标定的“味”，可能不完全与滋味相同，甚至可以与滋味完全不同。在目前有代表性的中药学著作中，与滋味基本相同的药味，约占35%；部分与滋味相同的药味，约占40%；二者完全不同的，约占25%。

药物的真实滋味，是人体味觉器官的直接感受，主要用于药材性状认识，与临床用药关系不大。

在历代本草的序例和当代中药学总论中论述的五味，完全属于性能，与实际滋味关系不大。而在各论中的具体药物条下“性能”中介绍的味，并非如此，或表示性能，或表示滋味，或二者兼而有之，或与此二者均不相干。这给“五味”的教学和研究带来很大不便，易使初学者混淆。

必须承认，多数药物的真实滋味与五味所表示的作用特点是相吻合的。如生姜味辛，能够发散；黄连味苦，能够清热燥湿；乌梅味酸，能够收敛固涩；党参味甘，能够益气养血……这是五味理论赖以存在的药物基础。

但是，随着用药经验的积累，药物品种和功用的丰富，一些药物作用的特点很难用固有的滋味作用关系来解释，因而采用了以功用类推的定味方法。如葛根、荔枝核之辛，能散能行；代赭石、水牛角之苦，能清泄降泄；泽泻之淡，能利水渗湿；何首乌之甘，能益精血等。其性能项下之味，只在于表示作用特点，不再与滋味相干。

一种中药，多种功效，是确定一味以表示其中一种作用特点呢？还是兼取两味或数味以表示两种或多种作用特点呢？若取一味又以何者为首呢？因俱无一定之理，操作时颇为棘手，故诸家本草各执一端，众说纷纭。如龟甲，或以“破癥瘕”“专入肾脏”“血肉之品”谓其味咸；或以其“益气滋智”“补心、补肾”谓其味甘；近代则二说并用，定为甘、咸。再如牛膝功效甚多，有云“味甘能补”者，有云“味苦性降”者，有云“带涩能敛”者，也有云“味咸”“味辛”者；或标两味，或标三味，以至于四味，各种记载达10余种之多。

还有部分药物，在通常标定的味中，上述两种方法并用，将滋味和代表作用特点之味杂书混列，令人捉摸不定。如丹参在《本草经解》中，谓其味苦，又辛散而润泽，其苦味是可尝而知的，其辛是根据活血而类推的。葛根之辛甘，亦如此类。

那么，对于众多滋味与作用特点不相一致的药物，何时当取其滋味而舍作用特点，何时当取作用特点而舍滋味，何时又该二者共用呢？没有答案，也就没有五味混乱的廓清。

纯粹的滋味，是药材学研究的内容，在临床中药学中实用价值不大，古代本草中未加区分，情有可原，但在中药学分支学科成熟分化之后，继续将性状混于性能之中，实在是利少而弊多。只用以反映作用特点的味，在功效认识日趋完善的今天，也面临危机。如已知葛根解表退热，丹参活血化瘀，荔枝核行气止痛，水牛角清热凉血，山药补气益阴，莲子涩肠固精，其能散、能行、能泄、能补、能收的作用特点自然包含其中，不言而喻。再人为地添加一些本不存在的“味”，重复表示其作用特点，这又有何必要呢？

五味理论在中药学的发展中，曾起过重要作用，在当代中医药研究中仍占有一席之地，如果不注意对其历史和现状的全面深入考察，就难以窥视该理论的全貌，就会产生认识上的舛谬和应用上的差讹，当然就谈不上对其继承、发扬和进行有效研究。

5. 明晰归经的相对性

张教授指出，应认识药物归经与临床辨证定位理论的相关性，中药归经理论倡行于金元，至明清已渐臻完备，现在已是中药性能项下必论的内容。但自归经之肇始直至现代，一直存在一些问题有待厘清。由于药物归经的判定依据不同，各家本草所采用的辨证体系有别，药物的多样性功效又是逐步认识而非一蹴而就，以及炮制、配伍、内服、外用等不确定因素，从而导致了药物归经的标注在诸家本草中极不一致的现象。对比历代本草及同代诸家本草，这种现象比比皆是。

药物归经的确定是以药物所治病证的病位为其依据的。虽然历代本草、医家，由于时代及流派不同，所采用的辨证方法不同，对归经的确定依据和表述有脏腑辨证、经络辨证、六经辨证、三焦辨证、卫气营血辨证等分别。但中医脏腑经络气血是一个统一的整体，上述各种辨证最终均能统一到脏腑辨证中。故其不同，仅在于表述方式，而不是实质上的差异。但考察归经理论发生发展的源流，可见前人有时还以药物的形、色、气、味、体、质等自然属性为依据，来确定药物的归经。由于前人从不同观察角度及采用不同确定标准，从而使药物的归经出现了很多分歧。因此对前人的论述，即使是一些名医名著，也应采取辨证的、相对的眼光对待，若将之僵化，固定成教条，实不可取。

同一药物的归经，在各书的记载常不尽相同，除前述原因之外，还因为中药是生药，一味药物等于一个简单的复方。许多药物的功效不是单一而是多方面的，对药物功效的认识，是一个较长的过程。即使都以药物的功效及所治具体病证为依据标定药物的归经，因其对药物功效的发现有先有后，功效的取舍及主治的病证有所不同，而有些药物的功效较多，每一位医者对功效的取舍不同，故而所标定的同一味药物的归经亦有差异。比如对大黄的认识，最初可能认识到它能泻下攻积，根据其泻下攻积的作用把它的归经标定为脾胃、大肠经，而后发现它能活血化瘀，心主血、肝藏血，故又有标定它的归经为心、肝经，再后发现它还有良好的利胆退黄作用，故又有标为肝、胆经。又如对青蒿的认识，最早认为它能清暑热，则标其归心经，以后发现青蒿有较好的截疟作用，因疟属少阳，又标其归肝胆经，后来还发现青蒿可清虚热，故又标其归肾经。可见，归经并不是一成不变的，是可随着对其功效认识的增多而增加的。由于药物的功效并未认识完全，并只能在其所治病证的疗效中才能显现，正如《医经溯洄集》称："（药物）愈疾之功，非疾不能以知之。"《医学源流论》亦谓："一药所治之病愈多而亦效者，盖古人尚未尽知之，后人屡试而后知。"随着药物所治疾病的增加，尤其是治疗前人未遇之疾，则对其归经还将有新的认识。因此，归经的确定是相对的，仅是一定时期认识水平的反映，故不能拘于既有的认识而作茧自缚。前贤徐灵胎就曾说："执经络而用药，其失也泥，反能致害。"他早就认识到"药之功用不止一端"，此前的认识包括归经的标注，并不全面，故临证用药，不必拘执。

药物经过炮制加工，其功效已有变化，或已成为药物与辅料的共同功效，故可认为是不同的药物。如生地黄、熟地黄，生甘草、炙甘草，天南星、胆南星，生姜、炮姜等，实已用于治疗不同脏腑经络气血病证，故其归经应分别讨论。

中药的归经，因为历代本草的认定依据不同，药物的多种功效在对不同病证的治疗中显隐有别，兼之炮制、配伍等因素的影响，具体药物的归经不免存在分歧，甚至混乱的现象。因此，在理论及实验研究中，尤其是在临床的实际应用中，应充分认识其相对性或不确定性，以客观务实的态度，既肯定和继承归经理论，又不唯归经是瞻而拘执自缚。

6. 阐明引经及药引的含义

（1）引经

在归经理论中，前人认为一些药物对机体的某一部分具有特殊作用，其临床作用的选择性特别强，且可以引导同用的其他药物达于病所，从而提高疗效，因而将这些药物称为引经药，其所具有特殊归经作用被称为引经。

引经的含义，历来不尽一致，其所用称谓亦有多种。如《洁古珍珠囊》称为"通经以为使"，《医学启源》称为"各经引用"，《本草蒙筌》称为"主治引使"，《本草纲目》称为"引经报使"，《证治准绳》称为"响导"等。

药有引经专长的思想萌芽很早，直到宋代以后才比较重视。《神农本草经》称箘桂"为诸药先聘通使"，《名医别录》称桂可"宣导百药"等记述，虽未直接与作用部位相联系，但引导它药以增效的思想已十分明白。南唐陈士良的《食性本草》进而称酒入药可"引石药气入四肢"，薄荷则"引诸药入营血"（均引自《证类本草》相应条下），已与后世引经的概念十分接近。宋代《本草衍义》于泽泻下提出："张仲景八味丸用之者，亦不过引接桂、附等归就肾经。"于桑螵蛸条下又说："桑白皮行水，意以接螵蛸就肾经。"不但有"引接"的药物，还有最终所"就"之脏腑经络，可谓引经理论的先声。后经张元素、王好古等人的发挥，该理论更加广为流传。

自金元时期开始，历代医药家对引经药的论述很多，其影响较大者有以下5种。

①张元素《洁古老人珍珠囊》（引自《本草纲目·引经报使》）

手少阴心经：黄连、细辛。

手太阳小肠经：藁本、羌活。

足少阴肾经：独活、桂、知母、细辛。

足太阳膀胱经：羌活。

手太阴肺经：桔梗、升麻、葱白、白芷。

手阳明大肠经：白芷、升麻、石膏。

足太阴脾经：升麻、苍术、葛根、白芍。

足阳明胃经：白芷、升麻、石膏、葛根。

手厥阴心包经：柴胡、牡丹皮。

足少阳胆经：柴胡、青皮。

足厥阴肝经：青皮、吴茱萸、川芎、柴胡。

手少阳三焦经：连翘、柴胡、上地骨皮、中青皮、下附子。

②张元素《医学启源·各经引用》

太阳经：羌活；在下者黄柏，小肠、膀胱也。

少阳经：柴胡；在下者青皮，胆、三焦也。

阳明经：升麻、白芷；在下者石膏，胃、大肠也。

太阴经：白芍药，脾、肺也。

少阴经：知母也，心、肾也。

厥阴经：青皮；在下者柴胡，肝、包络也。

③李东垣《珍珠囊补遗药性赋·手足三阳表里引经主治例》

太阳：足膀胱，手小肠。上羌活，下黄柏。

少阴：足肾，手心。上黄连，下知母。

少阳：足胆，手三焦。上柴胡，下青皮。

厥阴：足肝，手心包络。上青皮，下柴胡。

阳明：足胃，手大肠。上升麻、白芷，下石膏。

太阴：足脾，手肺。上白芍，下桔梗。

④李东垣《用药心法·随证治病药品》（引自《汤液本草》）

“如头痛，须用川芎，如不愈，各加引经药，太阳川芎、阳明白芷、少阳柴胡、太阴苍术、少阴细辛、厥阴吴茱萸”，“如气刺痛，用枳壳，看何部分，以引经药导使之行则可”，“如疮痛不可忍者，用苦寒药，如黄柏、黄芩，详上下，用根梢及引经药则可”，“十二经皆用连翘”，“自腰至上至头者，加枳壳引至疮所”，“加肉桂，入心引血化脓”，“引药入疮用皂角针”。

⑤江考卿《伤科方书·十三味总方》

心窝穴：砂仁、淡豆豉、丁香、蒲黄。

井泉穴：杏仁、桔梗、枳壳、薤白、阿胶。

井口穴：鳖甲、辛夷、白芷。

山根穴：草决明、辛夷、苍耳、菊花。

天心穴：藁本、白芷、独活、地龙。

凤头穴：羌活、藁本、白芷。

中原穴：补骨脂、杜仲、山栀子。

蟾宫穴：独活、延胡索、肉桂。

凤尾穴：黄连、黄芪、枳壳、升麻。

屈井穴：厚朴、大黄。

丹肾穴：延胡索、小茴香、良姜。

六宫穴：延胡索、丁香、急性子。

（2）药引

药引，又称引药或引子药。药引的明确提出，始自宋代。宋代“和剂局”的设立，促进了成药的推广使用。成药服用方便，但不便随证化裁。为了弥补成药的这种不足，增强其应用的灵活性，习惯于在处方成药之后，再开列一些临时添加之药，其多少不一，少则一二，多则等同于另拟一方；可贵可贱，或主或次，由人参、黄芪至姜、葱、茶叶，并无一定之论。这些所添之物，则名之曰“药引”。对当时所用“药引”予以分析，其用药目的或随证而加，以便适合服药个体的特殊需要；或不必煎煮及不宜入于丸散之药汁等，在临用时添加；或商贾不营，药局不售而又寻常易得之物，嘱病家自备。这些药物中，有的可能本为引经药，而有的则不然，并不受归经和引经理论限制，本不属归经性能研究的范围。正如程文囿《医述》所说：“古今汤方莫尽，药引无穷，临机取用，各有所宜。”

随着宋代药局的消失，汤剂又成为临床用药的主要方式，不再需要随证加入贵重的主药，方中的药引便只有药房不备之物及应当在服用时兑入的药汁之类。于是，后世的药引，已与引经药相区别，不宜纠缠，并不是每方必用。正如吴鞠通《医医病书》云："药之有引经，如人不识路径者用向导，若本人至本家，何用向导哉？如麻黄汤之麻黄，直走太阳气分；桂枝汤之桂枝，直走太阳营分……何今人凡药铺中不卖，须病家自备者，皆曰引子。甚至所加之引，与症不合，如痘科中既用芦根，又用香菜，大热赤疹，必用三春柳。每方必曰引加何物，不通已极，俗恶难医！"

历代医药学家在探讨中药的归经理论中，尤对引经的分歧和争论为甚。对引经的理解可以说是仁者见仁，智者见智，毁誉不一。归纳起来，不外有以下几种观点。

其一，认为引经药即是"引导诸药直达病所"，对此观点，有赞成的。如尤在泾在《医学读书记》中所说："兵无向导则不达贼境，药无引使则不通病所。"陶节庵谓柴葛解肌汤以"桔梗载药上行三阳"，魏桂岩谓保元汤"参芪非桂引导，不能独树其功"等。而徐灵胎、丹波元坚等则反对之。徐灵胎就此提出异议："盖人之气血无所不通，而药性之寒热温凉、有毒无毒，其性亦一定不移，入于人身，其功能亦无所不到，岂有某药止入某经之理。"《苏沈良方·论脏腑》中也云："人之饮食药饵，但自咽入肠胃，何尝至五脏，凡人肌骨、五脏、肠胃虽各别，其入腹之物，英精之气，皆能洞达，但滓秽即入二肠。"

其二，认为引经是谓中药七情中的相使。如一些方剂学书籍在对使药的解释中称，一为引经药，二为调和药。

其三，认为引经是中药归经理论的一部分，引经可以理解为归经，只不过引经药对机体部位的选择性作用更为明显，或作用于病所，使易于接受诸药之影响。

纵观以上诸多认识可以看出：由于历史上医药学家从不同的角度认识归经及引经，有的从药物对机体作用部位的选择性去认识；有的从药物在体内代谢过程的角度去认识；还有的既从药物对机体作用部位的选择性，又从药物在体内的代谢过程两方面综合进行论述，而有的药物在临床上治疗某些病证确有特殊疗效，但就当时或目前的研究条件还不能对其作用机理有一个准确或较为使人信服的解释，因此，造成了对引经药认识上的分歧。然而无论历史上如何理解，如何解释，其目的均可归结于是为了增强药物对某些病证的特殊治疗效果和临床疗效。总之，引经的认识是建立在归经理论基础上的，是归经理论的重要组成部分。所谓某药为某经引经药，则此药必主要归某经，这与归经毫无二致。但归经是就单味药而言的，而引经是主要立足于配伍之后，一种有特殊归经的药，是相对于其他被“引导”之药而言的，并无争执不休的必要。

7. 厘清基于法象药理学与药效学的升降浮沉的联系与区别

中药升降浮沉理论的发展，经过了两个不同的阶段。这两个阶段在认识方法、确定依据及临床意义等方面，均有明显的区别。长期以来，不明其差异性，是学习和掌握这一理论时出现障碍和产生认识分歧的肯綮。若弄清其历史沿革，这些问题多可以迎刃而解。

早期的升降浮沉理论形成于金代，经元至明中叶，又有一定的发展。这一时期，由于病因病机学的发展，临床对中药功用认识的深入；也由于宋以来，对医药人员考试录用与开业许可的导向，以及对《黄帝内经》研究阐发和运气学说盛行的风气影响；更由于法象药理论理方式的需要，中药药性理论趋于完善，这种升降浮沉理论便自然形成。

金人张元素根据《素问·阴阳应象大论》对气味阴阳厚薄的有关论述，于《珍珠囊》中对药物气味厚薄、寒热升降之理予以发挥。该书的明代《医要集览》版本中，列有药象阴阳，将时、卦、季节、用药集于一图；诸品药性阴阳论，阐发经旨，如称“清阳发腠理，浊阴走五脏。清中清者荣养于神，浊中浊者坚强骨髓”；药性升降浮沉补泻法，依次列诸经性味补泻；诸品药性主治指掌，对所载药物，介绍其性味、良毒、升降、阴阳、功效主治等；最末之“用药法象”，简列天地阴阳与人身相应的关系。张元素于《医学启源》中指出：“凡同气之物，必有诸味；同味之物，必有诸气。互相气味，各有厚薄、性用不等，制方者必须明其用矣。”并创制“气味厚薄寒热阴阳升降之图”，以阐述从气味中分厚薄，即从阴阳中又分阴阳，进而说明气薄者未必尽升，味薄者未必尽降的关系。《医学启源》在分类药物时，亦以气味厚薄之升降为据，分列为“风升生”“热浮长”“湿化成”“燥降收”“寒沉藏”五大类，形成了以升降浮沉为中心的药类法象思想，以期用药时注意“四时之变，五行化生，各顺其道，违则病生”（见《医学启源·五行制方生克法》）。

其弟子李东垣、王好古等，宗其说而广其用，更有发展。如李东垣于《药类法象》和《用药心法》中，进一步发挥了用药法象与天地阴阳、气味厚薄清浊的关系，药味与升降关系的药性要旨，以及药类法象等内容。并提出："药有升降浮沉化，生长收藏成，以配四时。春升，夏浮，秋收，冬藏，土居中化。是以味薄者升而生，气薄者降而收，气厚者浮而长，味厚者沉而藏，气味平者化而成……用药者循此则生，逆此则死，纵令不死，亦危困矣。"

李时珍对张元素的升降浮沉等理论十分推崇，其评价《珍珠囊》时说："元素字洁古……自成家法，辨药性之气味、阴阳、厚薄、升降浮沉、补泻、六气、十二经及随证用药之法，立为主治秘诀、心法要旨，谓之《珍珠囊》，大扬医理，《灵》《素》之下，一人而已。"《本草纲目·四时用药例》中还说："必先岁气，毋伐天和……升降浮沉则顺之，寒热温凉则逆之。故春月宜加辛温之药，薄荷、荆芥之类，以顺春升之气；夏月宜加辛热之药，香薷、生姜之类，以顺夏浮之气；长夏宜加甘苦辛温之药，人参、白术、苍术、黄柏之类，以顺化成之气；秋月宜加酸温之药，芍药、乌梅之类，以顺秋降之气；冬月宜加苦寒之药，黄芩、知母之类，以顺冬沉之气。所谓顺时气，而养天和也。"

显而易见，上述医药家论述升降浮沉理论的出发点，是人体脏腑气机的升降出入，与自然界四时的寒热变化、阴阳消长的规律性变化息息相应，具有春升、夏浮、秋收、冬藏的固定特点。因此，用药防病治病，尤其是养身保健之时，必须顺应脏腑的生理特点，顺应气机生长收藏的节律变化，否则危害极大。

这一阶段的升降浮沉理论，立足于中医学的整体观，要求临床用药不仅要了解药物对人体病理状态的影响，还应了解自然界这一大环境与人体生理及药物功用的相互关系，并且更要掌握人体生理升降出入的节律变化，对于同一药物的喜恶和利害是相对的，不断改变的，这些认识不乏其科学性。可是，人体的生理功能到底怎样春升、夏长、秋收、冬藏，众多的药物又怎样顺应人体这些节律变化，违此用药又有怎样的危害，不但前人无法讲清楚，就是今天，仍未弄明白，有待医药学和其他多学科探索和研究。至于李时珍列出的"顺时气而养天和"的四时用药例，也缺乏可靠性而不被后人沿用。

张元素等人坚信"药类法象"的认识方法，习惯于把各药物的升降浮沉性质，与其气味厚薄、阴阳寒热、采收时月、质地轻重、入药部位及药材生熟等联系起来，所带来的不良影响，至今仍未完全消除。

在现代药性理论中，升降浮沉性能主要用以反映药物作用的趋向性，是与疾病的病势趋向相对而言的。这种对药物升降浮沉的新认识，产生于明代，经清代的发展而定型。

明清之际，对脏腑生理病理的认识更加完善，脏腑辨证成为临床论治的主要方式，中药功效大量的总结，功效系统初步确立，加之原有升降浮沉理论难以有效地指导用药实践和阐释药效原理，医药家们开始将功效与升降之性相联系，在本草学中出现了升麻“升阳发表”、白前“降气下痰止嗽”等一大批与作用趋向相结合的功效术语。基于这些变化，明代缪希雍在讨论“十剂”时，提出了增加升、降二剂的主张，其在《本草经疏》中说：“升降者，治法之大机……病升者用降剂，病降者用升剂。”已明显将药物升降性质改作针对病势趋向之用，完全有别于张元素、李东垣、李时珍等人的论述。

清人周学海著《读医随笔》，于“升降出入论”中说：“升降敛散，其（药物）功用也。升、柴、参、芪，气之直升者也；硝、黄、枳、朴，气之直降者也；五味、山萸、金樱、覆盆，气之内敛者也；麻黄、桂枝、荆芥、防风，气之外散者也。”其又于“敛散升降四治说略”中说：“邪在上脘，愠愠欲吐，是欲升不遂也，则因而吐之；邪在大肠，里急后重，是欲下不畅也，则因而利之。此顺乎病之势而利导之之治也……肾气不纳，根本浮动，喘、呕、晕眩，酸咸重镇，高者抑之。中气虚陷，泄利无度，呼吸不及，固涩升补，下者举之。此矫乎病之势而挽回之之治也。”该篇中的有关论述，已与今人的认识基本一致了。从这一角度来认识药物的升降浮沉性能，可以表明各药的又一作用特点，能有效地指导临床用药。

金元至明末的一些本草，如《珍珠囊》《汤液本草》《药品化义》等，在记述药物的体例中，均于性味之后，逐一介绍各药的升降浮沉性能，将此视为药物之下的必备项目，显得较为烦琐，且实际意义不大。随着功效记述的进步，清代本草开始改变这一做法。如《本草备要·凡例》中规定：“升降浮沉，已详于药性总义中，故每品之下，不加重注。”《要药分剂》亦说：“轻宣则兼有升义，泻滑则兼有降义。”究其原因，除升阳、降逆、发散风寒、收敛固涩等众多功效，已表明其作用趋向性外，另有不少药物，如消食药、杀虫药，多无明显的趋向性，若要一一标出，则有牵强之嫌，并容易引起争执；对于一些既可升浮，又能沉降的“二向性”药物，只言其一，则不能全面反映其全部作用特性，如二性俱标，则主次不分，反招致杂乱。故汪昂《本草备要》的上述改进，颇为实用，使本草药物的记述减少了冗赘之感。

药物升降浮沉的作用趋向虽然是本身固有的，却又是人为可以控制的。临床用药时，可以通过炮制或配伍这一影响药物升降浮沉性能的因素，有意识地加以调控，以增强药物的作用或扩大主治范围，使之适应复杂病证的治疗需要。此即李时珍所谓“升降在物，亦在人也”这一结论，完全与实际相符，具有极高的科学性。

因为早期升降浮沉理论中“药类法象”思想的盛行，至今仍有将药之气味、质地等作为影响（或确定）药物升降浮沉的因素者，对其主观片面而不合实际之处，必须有清楚的认识。

易水学派的鼻祖张元素及其学术传人倡导的升降浮沉理论，虽然以古代哲学中朴素唯物主义的气化学说为基础，但其“药类法象”的自然观，却主观地将药物的气味厚薄、寒热阴阳，药材的质地轻重、入药部位等表面现象，视为药物作用趋向特性的本质。以此说明药材自然特征的升降，并无不可。然而，后世的升降浮沉已经演变为纯药效学的理论，仅用以反映药物作用的性质，其与药材的自然属性之间，绝无原来认为的那种必然一致性，早已失去了保留的价值，应当摒弃。

8. 倡导毒性不宜作为性能的新观点

关于中药毒性的含义历来存在两种观点，一种认为毒性反应是药物的不良作用引起的，是与药物治疗作用（功效）相对的，毒性专指药物对人体的毒害性，毒药就是容易引起毒性反应的药；另一种认为毒性具有普遍性，凡药均有毒，药物之所以能祛邪治病，是因为具有某种偏性，这种偏性就是毒性。这两种观点各有其理，故当代临床中药学兼收并容。

中药的各种性能，都是从特定角度反映药物功用的一种性质或特征，是对该药功用的进一步高度概括。从认识的逻辑进程来看，首先认识的是中药的主治，在此基础上提炼出功效，在功效基础上抽象概括出性能。虽然本草史上，对药物功效的认识和总结相对滞后于性能，但历代本草学家苦心总结的各种性能，均是自觉不自觉地以功效为基础提炼升华的，这是有迹可循、有实证为据的。如四气，是用以反映药物影响寒热病理变化及阴阳盛衰的作用性质和特征，其他性能，如五味、归经、升降浮沉、补泻、润燥等的认识和论定，亦无不是在长期实践中从为数众多的药物功效中总结出来的。但毒性作为性能却是异类。与其他性能不同，毒性不是从药物的治疗作用中总结升华的。其认识和论定的基础，是药物对人体损害性和不良作用而不是功效。由于毒性与其他性能产生的基础不同，以至于在中药学教材中，论及性能与功效的逻辑关系时，不得不对毒性作单独处理，这给教与学均带来了困惑。

在辨证论治的前提下，医家治病是根据药物的性能功效择其当用不当用，不必瞻顾其是否有毒，即前贤所谓“如对症，毒药亦仙丹”（吴鞠通）。毒性只应是在用法用量及使用注意等项下的内容。若有毒之药不能使用，则中药可用之药将所剩无几了。如常用药之麻黄，一些国家已禁用。其他如柴胡、何首乌及藤也发现有毒，且随着科技的进步和毒理学的发展，将会发现更多的药物有毒。此外，药物的毒性标注并不确切，如多家本草均载半夏、天南星、禹白附、魔芋有毒，其中魔芋的毒性不比另三药小，但魔芋经过一定的方法加工之后已被广泛认可为保健食品，而其同科的另三药经过炮制之后仍标注有毒。另如蕲蛇，部分地区以之为食而未见中毒，且蕲蛇入药时已去其带毒腺的蛇头部分，却仍标注有毒。这类不确切记载在本草著作中并不少见。

若认为毒性即偏性，则其所谓偏性已有其他性能予以总结提炼。如“所谓毒者，以气味之有偏也……所以去人之邪气”“……而不知无药无毒也，热者有热毒，寒者有寒毒”（张景岳）。药物之“去人邪气”的作用，其对作用部位的选择性可以“归经”加以认识；其补泻散敛的特点，可以“五味”进行标注；其作用的上下内外趋向，可以“升降浮沉”对之识别；其热毒寒毒的寒温之性，可以“四气”加以归纳。可见药物广义“毒性”仅是对安全性的提示，并无具体的指导内容。

其实中药在临床应用中，通过辨证论治、剂量调控、炮制、配伍等很多方法以求“无毒用药”，已具有很高的安全性。而与之相反，西药即使对人体损害极大却不标注毒性，而是客观详细地罗列其使用注意及可能的不良反应。这一做法较为可取，应向其学习，建议《中华人民共和国药典》、教材等取消对具体药物的毒性标注，而代之以客观如实地罗列该药使用注意及已知和可能的不良反应。如此既消除了此前的不确切记载，又如实地告知和警示了医患双方该药的使用注意事项，更避免了因“有毒”而产生的恐惧心理。

故而毒性不宜作为性能，而是对安全性的警示，可置于药物使用注意项下。

（二）界定功效，补前人之未逮

功效一词应用历史悠久，而且人们对药物的具体功效，如人参补气救脱、黄连清热解毒等，已十分熟悉，但对其概念的内涵、功效理论的沿革及其总体情况评价等，历来没有给予应有的关注，认识上也存在一些缺失和误区。张廷模教授对中药功效的含义及其有关理论进行了系统研究和深入讨论，提高了对功效理论的认识，促进了中药学学术水平的发展。

1. 首次提出功效理论是中药基本理论的核心

张廷模教授，师承当代著名中医药学大家凌一揆先生，继承凌老“系统中药”思想，潜心研究30余年，成效显著，影响深远，成为国家级重点学科中药学的学术带头人。凌老的“系统中药”思想，以中药性、效、用为核心，其中“效”即“功效”，是三者的关键。通过药物功效，可以上推性能，下连主治，事半功倍地将三者有机联系起来。因此，现代中药学研究的重点和学术发展的生长点是中药的功效，这对促进中药功效理论的形成有重要意义。张教授通过对性能、功效与主治概念及功效沿革、分类的梳理和界定，首次提出功效理论是中药基本理论的核心，此做法和观点得到同行的一致认同。

2. 界定了中药功效的含义

张廷模教授界定了中药功效的含义，认为中药的功效是在中医理论指导下对于药物治疗和保健作用的高度概括，是药物对于人体医疗作用在中医学范畴内的特殊表述形式，其在理论上、内容上和形式上都有别于其他医学对药物作用的认识和表述，具有明显的中医药特色，从而厘清了功效与作用、性能、主治的区别与联系。而且对中药功效概念的内涵和外延进行分析，指出其内涵是中药的功效是中药的防病治病效应，包括治疗效应和养生效应。而外延为具体中药的治疗和养生效应。治疗效应是众所周知的，但是养生效应常被忽视，在内涵中直接提出养生效应，即是药物本身所具有的，也是今后研究的热点。中药功效的外延具有广阔性、包容性、纳新性。

中药作用与中药功效是不同的。中药作用不仅包括中药功效，还包括药物毒副作用以及其他非医疗，甚至非人体的用途，换言之，中药功效只是中药作用的一部分。强调中药功效的作用对象是人体，原因是在古代本草中对药物作用的记述往往不限于医疗用途一项，对一些非医疗作用也予以大量记载，现代一些中药著作对这方面内容也有收录，但这些作用显然不能纳入中药功效。

要深入认识和全面了解中药功效的准确内涵，还必须注意以下几点。

（1）功效与给药途径和给药方法密不可分

文献中所载中药功效只是内服或局部外用的功效。中药剂型改革，特别是针剂的出现，改变了几千年来的用药途径，很多药物通过肌内或静脉注射发现了新作用和新用途，如青皮注射液有升压作用，用于多种实验性休克有效。但迄今为止，中药功效在内容上还没能反映出剂型改革所带来的变化。

（2）中药的功效是药物针对病因、病理或症状的直接作用

中药的间接效果不能单独成为功效。如黄柏针对黄疸、带下、泻痢的病因是湿热为患，故直接功效是“清热燥湿”或“清湿热”，而不能将其间接的效果“退黄”“止带”“止泻痢”等单独认定为该药的功效；但将其直接作用和间接作用加以组合，如“除湿热退黄”“燥湿止带”等，则是可以的，而且有时是十分必要的。

（3）中药功效不可与复方作用相混淆

虽然中药以复方使用为主，但中药的功效必须是单味药的作用，不能将其与复方作用相混淆。如桂枝汤中桂枝与白芍配伍有“解肌”功效，但桂枝则无此功效；又如小柴胡汤有“和解少阳”功效，但方中主药柴胡则并无此功效等。

（4）中药功效与剂量的相关性

一些中药的功效还与使用剂量之间存在着一定的相关性。例如：牵牛子若取其峻下逐水治疗大腹水肿，其用量相对较大；若泻下通便，攻下热结便秘，其用量相对较大；若泻下通便，攻下热结便秘，当取其中等剂量；而缓泻导滞，主治饮食停积，则须峻药轻用。槟榔行气除胀，6 ～ 10g 即可；若泻下去积，则应增至 12 ～ 15g；而要用以驱除绦虫，则必须用到 100g 左右。胆矾外用，其浓度很低时，表现出收湿敛疮的功效；而浓度加大到一定程度，便成为蚀疮去腐之药。

3. 首次对中药功效的沿革进行了分析

张廷模教授首次对中药功效的沿革进行了分析，指出：尽管“功效”一词在《汉书》中已被广泛使用，但汉及汉以前的本草在论述药物时，并没有将“功效”作为药学术语。在对药物的具体描述中，有关功效的内容，往往与主治混淆。唐宋至金元时期本草中虽然提到功效一词，但只用以表示药物的效应。明清本草开始将“功效”作为论述药物的独立专项，并着力于药物功效的归纳，药物功效内容得到极大发展。近代以来的中药学专著，功效已成为核心。

“功效”作为一个固定的词语，在《汉书》中已被广泛地使用。在古代医药文献中也偶尔用以代指方药的治疗作用，如北宋苏轼的《圣散子后序》称：“圣散子主疾，功效非一。”但是，古代本草在论述药物时，往往功效与主治不分，当然就更无功效专项可言了。如《神农本草经》谓五味子“主益气，咳逆上气，劳伤羸瘦，补不足，强阴，益男子精”，白（即白芷）“主女人漏下赤白，血闭，阴肿，寒热，风头侵目泪出，长肌肤，润泽可作面脂”。对于前者，主益气、补不足、强阴、益男子精等内容属于功效范畴，而咳逆上气、劳伤羸瘦则是主治；后者的长肌肤、润泽属功效，其主女人漏下赤白、血闭、阴肿、寒热、风头侵目泪出等则是主治。下迄晚清，不少本草仍沿用这种书写体例。

古代本草对功效的认识是缓慢的，明显滞后于临床。明清本草在载录药物主治的同时，更加着力于药物功效的归纳。如明代龚廷贤《药性歌》所录歌诀240首，其中绝大多数药物均立足于归纳或转载功效。如人参“大补元气”，黄芪“敛汗固表、托里生肌”，白术“健脾强胃、止泻除湿”，熟地黄“滋肾补血、益髓填精”，附子“回阳”等。

明清对功效认识的成熟还表现在当时已重视对相似药物功用异同的比较。如明代李中梓《本草征要》称：“苍术与白术功用相似，补中逊之，燥性过之。”清代《本草求真》指出：“二活（羌活与独活）虽属治风，而用各有别”，“羌有发表之功，独有助表之力，羌行上焦而上理，则游风头痛、风湿骨节疼痛可治；独行下焦而下理，则伏风头痛、两足湿痹可治”。如此之类，在明清本草俯拾即是，其对功效认识之深入由此可见一斑。

明清时期，中药功效的发展使得功效在临床中药学中的核心地位逐步被确立。无论是临证用药还是对药物应用机理的阐释，均从中药功效入手。如《本草纲目》谓:“(紫草)其功长于凉血活血,利大小肠,故痘疹欲出未出、血热毒盛、大便闭涩者,宜用之。已出而紫黑便闭者,亦可用。”清代汪昂《本草备要》说得更明显:“本草第言治某病某病,而不明所以主治之因,医方第云用某药某药,而不明所以当用之理。”并意识到只有以药物“功用”统摄应用才能解决这一问题,“每药……乃为发明其功用,而以主治之症具列于后,其所以主治之理,即在前功用之中”(凡例)。而从该书具体药物论述看,无不突出功效的主导地位。这种长足进步与明清以前药物应用经验的大量积累和医药学理论的逐步完善是分不开的。

从“诸病通用药”内容的变化亦可反映出中药功效在认识上的演进。在本草中增列诸病用药始于陶弘景《本草经集注》(一说《神农本草经》),从它的演变可以透视出药物认识水平的发展。通过《证类本草》所载诸病通用药可以清楚地看到,宋以前诸病通用药在形式上主要采用“病症-药物”框架,如呕吐对应厚朴、橘皮、人参、半夏、麦门冬、白芷、生姜等。若从现代对药物的认识去审视,可以发现这些药物在呕吐中发挥不同功效,所以在利用诸病通用药时,尚需参考药物的“气”“味”等性能。这也正是古人为何更重视药物性能的原因。

在《本草纲目》中,诸病通用药的“病症-药物”框架为之一变。李时珍在各病症之下,又细分若干子目,其子目因病症而异,或为证,或为药物功效等,纲目分明,排列井然。特别是以“证”或“功效”统药,是诸病通用药内容与形式的一大变革。如“痉风”分为风寒风湿与风热湿热两个证型。风寒风湿下列麻黄、桂枝、白术、苍术、羌活等;风热湿热下列铁落、黄连等。而“反胃”下直接以和胃润燥等药物功效来统摄药物。另一明代医家缪希雍的《本草经疏》亦设“诸病应忌药总例”,从缪氏行文不难看出欲以功效归纳药物。如“补气”项下容人参、黄芪诸药于一炉,“破血”条下集桃仁、红花等品于一体。

清代《本草求真》中诸病通用药分为“脏腑病证主药”“六淫病证主药”。除“六淫病证主药”中“气”“消渴”以外,其余项均以功效统摄。如“肝药”则有“补肝气”(杜仲、山茱萸等)、“补肝血”(荔枝、阿胶等)、“疏肝气”(木香、香附、柴胡等)、“平肝气”(珍珠、龙骨等)等,六淫“风药”下有“祛风”(荆芥、藁本、桂枝等)、“祛风湿”(海桐皮、豨莶草、苍耳子等)、“祛风热”(辛夷、牛蒡子、木贼等)。

从诸病通用药内容的变化可以清楚地看到对功效认识的成熟与完善，宋以前诸病通用药“病症－药物”框架是由当时的论治模式所决定的。将“病症－药物”框架打破，建立以“证－功效－药物”体系，标志着辨病或辨症模式向辨证模式转化完成，而功效的成熟正是与辨证模式转化同步的。功效分类及功效专项著作的出现是中药功效认识发展的重要标志性成果。尽管《神农本草经》的三品分类实际上是按药物“益气延年”“遏病补虚”“除邪破积”等功效并参考药物良毒进行分类，由于其失之笼统，不能与复杂的临床实践有机地结合，没有起到功用分类的作用。真正与临床紧密结合的功效分类本草出现是在明清，明代《本草集要》云“取药性所治，分类为十二门……以为临病用药制方之便”，其十二门为气、寒、血、热、痰、湿、风、燥、疮、毒、妇科、小儿等，在各门下又分类。如治气门分“补气清气温凉药”“行气散气降气药”“温气快气辛热药”“破气消积气药”四类。这种门下的再分，显然属功效分类。

随着认识水平的提高，药物功效分类逐渐趋于成熟。清代黄宫绣《本草求真》是现存古代本草药物功效分类较为完善的临床中药专著。“凡例”开宗明义：“是编开列药品总以气味相类共为一处，如补火等药，则以补火为类；滋补等药，则以滋补为类。”全书520种药分为补、涩、散、泻、血、杂、食物7类。除食物类外，其余6类又分若干子目，下列所录药物。如补类分温中、平补、补火、滋水、温肾；其他子目尚有散寒、驱风、散湿、散热、渗湿、泻热、泻火、降痰、温血、凉血等，其类别系统明确细致，药物排列合理，为临床用药带来极大便利，并对现代临床中药学按功效分类起到了促进作用。

药物的分项解说始于南宋《纂类本草》，此后《本草品汇精要》《本草纲目》均采用了分项解说的形式，前者有“主”（“专某病也”）与“治”（“陈疗疾之能也”）二项，后者有“主治”项，但从内容上看，均将药物功效与主治等同看待而参合载录。所以虽有专项，却非功效专项。真正功效专项的出现是明代贾所学撰、李延昰补订的《药品化义》。该书对药物按体、色、气、味、形、性、能、力八项阐释，从其具体药物之“力”看，实为该药主要功效。如藿香“力”行胃气，槐花“力”凉血，石菖蒲“力”开窍，款冬花“力”宁嗽，麦冬“力”润肺等。功效专项的出现不仅将功效与药物气味、归经、升降浮沉及药物应用区分开来，更重要的是将药物主治与功效的关系放到了恰当的位置。继《药品化义》之后，清代汪昂《本草备要》、吴仪洛《本草从新》、黄宫绣《本草求真》亦将功效单列，并放在突出位置，或置于药名之下，或作为眉批处理。这实际是将中药主要功效独立出来的特殊形式，也是中药功效专项分列的开始，这为近代以来中药学的体例奠定了基础。

近现代，《中华临床中药学》《临床中药学》《中药学》等专著及教材将药物功效独立进行论述，对功效含义、分类、历史沿革等进行详细地阐述。2013 年张廷模教授编写的《中药功效学》，是第一部中药功效学专书，对功效进行了较为全面的讨论，并强调了功效理论在中药学中的重要地位，标志着功效理论的形成。

4. 明确中药功效的分类

对于中药功效的分类，提出将中药功效分为治疗功效和保健功效。中药不仅具有治疗疾病的作用，一部分中药尚能针对“无病状态”的人，发挥预防疾病或养生、康复的效用。而后者也是中药的一大特色和优势，但由于中医理论的影响，历来是功效总结中的薄弱部分，所以是今后在临床、实验及文献研究上应特别重视的问题。

（1）中药的治疗功效

中药治疗功效在整个中药功效中占绝大多数，而所形成的系统与层次也较复杂。正是由于这些不同系统、不同层次的功效形成网络，构成了较为完善的中药功效体系，才标志着中药学在理论思维和科学结构上更精确和严密，显示了中医药学的逻辑规律。

中药功效内容的发展既依赖药物临床实践，又依赖中医理论的发展，随着用药经验的积累、主治范围的扩大及中医理论（主要是病因病机学说）进一步深入，中药治疗功效也向纵深发展，从而逐渐形成了纵向的多系统和横向的多层次。如在纵向方面有对因治疗的功效系统及对症治疗的功效系统。前者是药物消除疾病发生的原因，即治本作用；而后者是药物改善疾病症状，即治标作用。在横向层次方面，由于中医辨证体系的多层次性，如虚证有气虚、血虚、阴虚、阳虚的不同，气虚又有在肺、在脾、在心等的差异，故相应的补虚功效，又分化为第二层次的补气、补血、补阳和补阴；补气又再分化为第三层次的补肺气、补脾气等，从而组成治疗的立体网络结构，成为临床辨证用药的主要依据。

①对因治疗功效。对因治疗功效不外是祛邪、扶正，调理脏腑功能，以纠正人体阴阳偏盛偏衰的病理现象，使之在最大程度上恢复正常状态。如麻黄发散风寒、黄连清热解毒，属祛邪去因功效；人参大补元气、当归补血则属扶正补虚功效；而柴胡疏肝解郁、石决明平肝潜阳等则属调理脏腑功能之功效。当然，将对因治疗功效从作用上划分为以上三类也是相对的，具体到药物往往难以截然区分，这是由于药物作用的复杂性造成的。对因治疗功效可分为以下两种。

对证功效：“证”是中医学的特有概念，是对疾病所处一定阶段的病因、病性、病位等做出的病理性概括，是对疾病当前本质所做出的诊断。对证功效是针对中医所特有的“证”发挥治疗作用的功效。如清热燥湿，主要针对“湿热证”发挥治疗作用；活血化瘀，主要针对“瘀血证”发挥治疗作用等。由于对证功效与证紧密相联，使中医辨证施治中的理法方药形成一个有机的整体。对证功效既是药性理论产生的基础，又是临床用药的主要依据。如麻黄发散风寒，既可推测其药性为辛温，归肺经；又可推测其主治为风寒表证。对证功效是药性理论与临床应用联系的桥梁和纽带，不仅具有直接的指导意义，而且具有重大的理论价值。在药物的诸多功效中，对证功效是其最基本的功效，在各类功效中居于主导地位，是中药功效研究的重点。对证功效与证之间具有相互统一和明显的对应关系，通过对证功效可以推测其适应证，如化痰—痰证、滋阴—阴虚证、疏肝—肝郁证等。对证功效的应用必须以“证”为前提。中医有各种辨证方法，诸如八纲辨证、脏腑辨证、六经辨证、三焦辨证、卫气营血辨证、气血津液辨证等，因而就有各种不同的证型，均从不同的角度反映了疾病当前阶段的本质，为对证功效的概括奠定了基础。对证功效在层次上的不断分化，正是为了使药物作用与证候有机地相联。所以，对证的中药功效具有多层次性，并与不同层次的证相对应。如八纲辨证有热证，中药功效则相应有清热；而卫气营血、脏腑等不同层次的辨证，又可辨出气分、血分、心脏、肺脏等不同层次的热证，中药功效亦相应有清气、凉血、清心、清肺等不同层次的清热概念。对证功效的分化是随着实践和理论的发展而深入的，从对证功效层次的分化程度可以透视出功效认识发展的水平，也是未来中药学学术发展的最活跃部分。

对病功效：“病”是对疾病全过程的特点与规律做出的概括，代表着该病种的基本矛盾。对病功效就是针对中医的“病”发挥治疗作用的功效。如截疟、驱蛔等，分别针对疟疾、蛔虫病发挥治疗作用，体现了中医临床亦辨病施治的特色。徐灵胎《兰台轨范》中说：“欲治病者，必先识病之名……一病必有主方，一方必有主药。”疾病在病变过程中，可以千变万化，但其基本矛盾贯穿疾病的始终，抓住疾病的基本矛盾，选择适宜的对病功效药物，发挥治疗作用，亦是十分重要的。由于中医对“病”的概念模糊，常常病证不分，或以症代病。如“痹”本来就是一个病名，而书中多称痹证；“咳嗽”本来就是一个症状，而多作病名看待。因此，对病功效的确定就显得不够规范，常常与对证功效、对症功效相混淆，使临床辨病用药受到很大限制。再则，多数疾病都有一个漫长的病变过程，在这个过程中，每个阶段的病理变化不尽相同。每个病演变的一般规律往往可以体现为不同的证。因此，疾病治疗最终的归属和落脚点还是落实到对证功效药物的运用上来。若单纯应用对病功效药物，有时是难以奏效的。一贯认为，对证功效药物的运用不受病的限制，凡病异证同者皆可选用对证功效的药物进行治疗，以体现中医“异病同治”的治疗法则。其实，在“异病同治”中结合不同病的特点给药，常常可提高疗效。对病功效则不然，其应用要受到对证功效的制约。诚如丹波元坚《药治通义》所云：“然病虽一，而其证不均，倘啻云治某病，则浅学无所下手。”病同证异者，治疗以对证功效为主，对病功效为辅。但认识中药的对病功效，在“异病同治”时又是十分重要的，总结药物功效时不应被忽视。

此外，药物配伍后产生的新功效，主要属于方剂学研究范畴，不应与单味中药的功效相混淆。

②对症治疗功效。中医的临床证候是由若干症状和体征构成的，不少证候还常常有一种突出的主症，需要首先予以处理。由于药物作用的多样性，中药治疗功效中还存在一类能消除或缓解患者某一自觉痛苦或临床体征的特殊效用，即“对症治疗功效”。这一作用，无论是古代医药文献总结、古今临床应用实例，还是根据现代药理、药物化学研究结果，均可证明其客观存在。如麻黄之平喘，生姜之止呕，延胡索之止痛，三七之止血，皆属“对症”功效。认识这些功效，同样具有重要的临床意义。虽然，中医对疾病的治疗不是着眼于“症”或“病”的异同，而是着眼于病机的区别，所谓“证同则治亦同，证异治亦异”，即从“证”来确立相应的治法，又从治法选用相应的方药。从这个意义上看，对因治疗功效已能满足治疗理论上的需要。但中医在治疗上还强调“标本兼治”或“急则治

标”，实际上是说明辨证用药需要对症用药补充，必须正确处理对因治疗功效中药与对症治疗功效中药的配合。在治疗选药上，一般是以对因治疗功效的中药为主，少佐对症之品，即对症中药的使用不能与中医理论相悖，且以辨证施治为指导。但一些特殊情况下要“急则治标”，暂时又需对症治疗功效的中药为主。可见，对症治疗功效无论在中药功效构成上，还是在治疗理论及临床应用上均有其存在的价值，应当加以重视。

历史上，人们习惯于将一些对因功效和对症功效组合在一起，形成了若干复合的功效术语，如凉血止血、化瘀止血、温经止痛、清胃止呕、养血安神等。在这些功效中，前二字是对因的，后二字是对症的，二者是并列关系。从治法上讲，二者虽存在因果关系，但相对次要。学习这类功效时，应认真理解。

（2）中药的保健功效

中药的保健功效是在中医药理论指导下将中药对人体预防或养生、康复等作用进行概括和总结而形成的。预防和养生的根本目的是以人体的“健康”为宗旨，是着眼于“正常”的人体，而非对“病”的治疗。追求“健康”是人类一直的愿望，也是医学的根本目标。中医学非常重视保持人体的健康，历来强调“治未病”。虽然中医学在养生和预防疾病方面，有精神、饮食、体育、药物调护等措施，药物应用是一个次要环节，居于辅助地位，但就药物本身而言却是一个不可缺少的重要内容。

①**中药的预防功效**。药物用于防止或减少（或减轻）某些特定疾病，尤其是传染病发生的作用，称为预防功效。古人很早就发现，用一些中药烟熏、洗浴、佩带或内服，对某些疫病有预防作用，从而总结出了中药的预防功效。如张仲景用苍术“辟一切恶气”，陶弘景谓苍术“弭灾”。《本草纲目》认为白茅香、茅香、兰草（佩兰）等药煎汤浴，可“辟疫气”；大蒜“立春元旦，作五辛盘食，辟温疫”；“小儿初生，以黄连煎汤浴之，不生疮及丹毒”。现代药理实验及临床试验也证明苍术烟熏有明显杀灭多种病原微生物作用，可用于室内空气消毒，对水痘、腮腺炎、猩红热、感冒和气管炎有较为明显的预防作用。

尽管在这些预防作用中，有些实为治疗作用的延伸，但中药预防功效确实是存在的，其与治疗功效有本质的区别。药物的治疗功效是针对疾病，而预防功效则应用于并未感受到病邪之时，是使“未病机体”保持健康，在疫病流行时可以减少或减轻发病。

当然，前人论述的这些预防功效，不但内容较少，而且很不具体，虽然在古代医疗卫生水平总体不高的情况下，曾起过有益作用，但离目前的预防要求，自然存在不小的差距。

②中药的养生功效。药物用于调养心身，具有保健延年的作用，属于养生功效。养生之道在我国源远流长，中药养生药物的应用历史非常悠久，现存最早本草学专著《神农本草经》也是第一部研究当时延缓衰老药物的著作，记载了许多确有健身益寿之效的动植物药，在延缓衰老药物发展史上有很高的地位。

中药养生作用客观存在，不仅为古代本草学家所认识，也为现代药理实验证明，如《神农本草经》云："赤芝……久食，轻身不老，延年。"研究表明，灵芝确实可以明显延长家蚕的生命时限、果蝇的平均寿命。用致死量 ^{60}Co 照射动物，照射前给予灵芝制剂，可以明显降低小鼠的死亡率。《开宝本草》载何首乌"黑须发，悦颜色，久服长筋骨、益精髓、延年不老"，中医临床以之为主药组方之"七宝美髯丹""首乌延寿丹"久用不衰，而现代研究发现何首乌延缓衰老是通过抗氧化等多环节发挥作用的。

中医理论认为，健康的人体就是机体处于"阴平阳秘"的相对平衡状态；一旦引起阴阳失调，该机体就成为有"病"状态。在这种理论指导下，很难将中药的治疗功效和养生功效明确地加以区别，这给当前的药政管理造成了困难。

目前，人们已习惯于将中药的养生功效统称为保健功效。为满足分级管理的需要，有关部门规定：不以治疗疾病为目的，主要用于调整人体的生理功能，并适宜于特殊人群服用的药物，称为功能性食品，即通常所说的保健药。并将中药的保健功能限制在增强免疫、辅助降血脂、辅助降血糖、抗氧化、辅助改善记忆、缓解视疲劳、促进排铅、清咽、辅助降血压、改善睡眠、促进泌乳、缓解体力疲劳、提高缺氧耐受力、辅助保护辐射危害、减肥、改善生长发育、增加骨密度、改善营养性贫血、辅助保护化学性肝损伤、消除痤疮、消除黄褐斑、改善皮肤水分、改善皮肤油分、调节肠道菌群、促进消化、通便、辅助保护胃黏膜损伤等方面。由以上功效不难看出，这些"保健"功效与"治疗"功效仍然没有本质区别，实际上只是为了管理需要而人为划分的，对于中药的保健功效，还需深入研究。

人类的生、长、壮、老、已，是不可抗拒的自然规律，药物延缓衰老，只能起到辅助作用，而且必须科学合理地使用，不可盲目夸大药物的保健作用而适得其反。

5. 首次提出中药功效表述的不完整性

张廷模教授从专项分类立目的术语、保健功效的记述、功效记述在系统性与层次性、功效记述的具体内容、概念界定与“方药离合”等方面首次提出中药功效表述的不完整性。

各种中药的功效是药材与生俱来的，是客观存在的，历代本草对药物功效的记载，则是一定历史时期、一定认识水平下的概括，受到主观和客观的诸多局限，其认识和记述往往是不完整的，不可能是一成不变的。

（1）*功效记述在系统方面的不完整*

由功效的分类可知，中药有治疗功效和保健功效两大系统，而后者十分薄弱，有待认真研究，逐步完善。中药的治疗功效由纵向系统和横向层次构成立体网络。在纵向方面，有对证、对病、对症三个系统。如麻黄发散风寒，主治风寒表证，属对证功效；常山截疟，对各型疟疾均有疗效，属对病功效；仙鹤草止血，能缓和各种血证的出血症状，但不能消除失血的原因，属对症功效。目前在对证作用的间接效果和直接对症作用的区别上分化不够，含混不清，对了解各药的特性造成困难。如凉血（化瘀）止血，系指该药既有对证的凉血（化瘀）作用，又有对症的止血作用，二者并非完全因果关系，故凉血止血药与温性药配伍，可“去性存用”，用治寒性失血证。而祛风止痒、清心除烦、行气消胀等，前两字为对证作用，后二字为该作用的效果，后者不能离开前者独立存在。可见，明确区分对证效果和对症功效是至关重要的。

那么，怎样鉴别对症功效和对证效果呢？主要依据临床应用（包括方书、本草记载），药理研究亦可供参考。冰片“清热止痛”，其止痛多与清热无关，如本品在七厘散中治外伤痛，在苏冰滴丸中治胸痹心痛，故其止痛为对症功效。而山豆根“清热（解毒）止痛”，仅用治热毒咽喉肿痛，其止痛便为清热解毒之效果。大黄临床单用“对大量咯血或长期小量咯血均有效”，“对上消化道出血效果良好”，药理实验对外出血和内出血均有明显止血作用，故大黄应有对症的止血功效。又如解表与透疹，麻黄、桂枝、羌活解表力强而不透疹，柽柳透疹而不长于解表，故二者应分列，不应视透疹为解表之效果而写作“解表透疹”。

（2）功效记述在层次方面的不完整性

中药的对证功效具有多层次性，并与不同层次的证相对应。八纲辨证有热证，功效则相应有清热；而卫气营血、脏腑等不同层次的辨证，又可辨出气分、血分、心脏、肺脏等不同层次的热证，中药功效亦相应有清气、凉血、清心、清肺等不同层次的清热概念。一个完整的辨证，应辨清病因、病位、病性及病势，仅有八纲辨证是不行的。同理，药物功效只停留在相对八纲层次的“清热”“除热”“泻火”上，亦是不够的；而“清气分实热”“清血分虚热”等，尽可能包括了对病因、病性、病位及病势的作用内容（但不是全部），在层次分化上是比较完整的。

目前在不少《中药学》教材中，同一章节的相似药物功效记述在层次上存在混乱现象，除上述清热药外，收涩药之五味子，可敛肺、敛汗、涩精、止泻，而山茱萸只言收敛固涩；补气药之人参，可补元气、补肺气、补脾气，而西洋参只言补气；温里药之丁香，可温中、温肾，而小茴香只言祛寒。有的明晰，有的模糊。由于体例不一，层次不同，给中药学的教学造成了一些影响。考试中有人明知石膏为清热泻火药，但却不知清气分实热、清肺热、清胃热为其更具体的功效。究其失误之因，主要在于对其功效层次分化缺乏了解。

功效的叙述，因受明清以来各种中药启蒙读物“药性歌括”的影响，过分强调简练对仗，习于四字为文，此虽有便于记诵之长，但不利于内容的完善、系统和层次上的分化。对此，应当有所改进。如石膏，可改清热泻火为清气分实热、清胃热、清肺热。应当看到，中药功效的分化，只能随实践的发展而深入。当前有些药物，如多数活血药、补阳药，尚难分化。但随着中药学的发展，功效层次的分化是不可避免的。

（3）功效记述在内容上的不完整性

单味中药具有的多种功效，必然是在实践中逐步揭示，不可能一下子全部为人们所认识。正如王安道《医经溯洄集》所说：“愈疾之功，非疾不能以知之，其神农众疾俱备，而历试之乎？”由此可见，对功效内容记述不够完整是不可避免的。但在目前认识所及之处，使之相对完善，又是毋庸置疑的。否则，将直接影响用药和方解的准确性。在各类《中药学》教材、书籍中功效虽早已成为必备项目，但所列内容因取舍失宜，存在不完整性。包括功效记述遗漏、功效记述欠妥。

①**功效记述遗漏**。其一，古今本已认识、目前无争议者，而功效项内缺如（有时夹杂于应用之中），对此应逐一列出。如麻黄、半夏之止咳，当归之止咳平喘，人参之补肾气，生地黄、大黄之止血，黄芪之补血，川芎之燥湿等。其二，本草素有记载，方剂可资证明，现代研究业已印证，而目前小有争议的功效。对此应进行讨论，以求得统一和补充。如桔梗，《神农本草经》已载“主胸胁痛如刀刺……惊恐悸气”，药理研究有镇痛、镇静作用；又如木香，《本草纲目》谓能“升降诸气”，《本草汇言》谓能“降肺气”，常常被治痰喘之古方（参苏饮、黑锡丹等）选用，现代药理和临床均确认其有平喘和祛痰作用。对此似应适当增补，这对全面了解上述药物的功用及解释有关方剂，是有积极意义的。若以“宁神”和“止痛”分别解释“补心丹”和“血府逐瘀汤”选用桔梗之由，是否较仅用“引药上行”“开宣肺气”作解，更为准确。此外还有川芎之解表，白芷之活血，玉竹之补心阴，薤白之解毒止痢，麻黄之止痛、止痒、通鼻窍等。其三，前人认识虽未逮，而今日已被揭示，验之临床，确有实效者，不应再为积习所囿，须及时加以肯定，补入功效之中。如三七之补气血，补骨脂之止血，淫羊藿之祛痰止咳，苦参之清热宁心等。

②**功效记述欠妥**。有的功效虽客观存在，但现已不为临床所取。为反映现状，突出重点，利于初学，于功效项内不宜继续保留，必要时可在“此外”或“参考资料”中简介。如贯众之杀虫，主要是绵马贯众可以驱绦虫，因其疗效欠佳，且过用容易引起毒副反应，严重者可致失明及呼吸麻痹等，临床已极少选用。此外，还有轻粉利水通便，铅丹截疟，麝香催产，牛膝堕胎等。部分药物所列功效，尽管历史久远，但目前存在证据不足之嫌，难以指导用药实践。对此，以作参考资料为宜，可暂不列为功效。如血余炭之补阴利尿，花蕊石之化瘀，草果之截疟等。

（4）功效记述在概念方面的不完整性

中药功效术语，多数是确定的或比较确定的，但其中有的具有较大的随意性。这与中药的科学性是相悖的。例如“解肌”一语，有桂枝之解肌（《伤寒论》原指桂枝汤可解肌），有麻黄之解肌（《本草经集注》），有羌活、防风之解肌

(《脏腑标本虚实用药式》),有蔓荆子、豆豉之解肌(同前),有石膏之解肌(同前),有紫苏之解肌(《本草纲目》),使人莫衷一是。又如“解暑”,或指清解暑热(绿豆、青蒿),或指温化暑湿(香薷、藿香),互相抵牾;“润肺”,或为补阴液(沙参、麦冬),或为宣燥邪(桑叶),或为化燥痰(瓜蒌仁、川贝母),或为温而不燥(款冬花),或为苦而不燥(紫菀),或为质地滋润、药性平和(百部),大相径庭。余如“平肝息风”,或为治肝阳上亢(菊花、白蒺藜),或为治肝风内动(僵蚕、蝉蜕),或二者兼备(羚羊角、天麻),均是一语多义。为使用语规范,“解肌”之类术语可以避而不取;因暑为温热之邪,故解暑不应用藿香等性温之品(实为化湿);润肺应限用滋补之品,而百部、冬花等,并非确有润肺之能,仅为不易伤阴而已;平肝息风,应分称平肝潜阳和息风止痉,使之泾渭分明。可见,中药功效术语的规范化还有许多工作要做。

(5)功效记述在“方药离合”方面的不完整性

药有单行之专功,方有合群之妙用,药与方的功效既有联系,又有区别。丹波元坚《药治通义·方药离合》谓“数味相合,自有一种功用”,即针对其区别而言的。因此,严格区分在方药离合情况下的功效异同,是十分必要的。前人对此做了大量工作,但仍然不尽完善,将方中某药(或某些药)混同于复方的功效,并不鲜见。如前述将桂枝汤的“解肌”,作为方中桂枝的功效,将小柴胡汤的“和解少阳”作为柴胡的功效,此外还有豆豉之除烦,鹤虱、牵牛子之驱绦虫,细辛的温肺化饮等。

除以上五方面外,中药的功效在与品种来源、炮制方法、剂型选择、给药途径等多方面均有密切关系,如乳香“生肌”乃局部外用的功效,其与内服无关,在记述时亦应准确书写。

6. 首次指出中药功效在认识上的特殊性和局限性

张廷模教授认为中药功效在认识上具有滞后性、困难性、多元性、相对性,以及在认识方法上、在认定理论上等的局限性。

(1)中药功效在认识上的滞后性

如前所言,中药的功效是在临床大量的主治基础上,再运用中医药理论而提炼出来的。这与西药首先通过实验室的动物实验,筛选出需要的药理作用,然后再进行临床观察不同,认识过程恰恰相反。所以,中药功效的认定大大滞后于主治的应用。

例如，黄柏虽是已见于《神农本草经》的经典常用药，该书已著录其主治为“黄疸、肠痔，止泻痢、女子漏下赤白、阴伤蚀疮”。该药能够治疗这一系列病证，究竟是通过何种功效实现的，在本草学中长期未能确定。其后，《本草经集注》及唐宋诸家，均以扩充主治为着力点。直到金元时期，医药学家才意识到黄柏的这些主治具有相同的病因病机，皆是由湿热内盛而引起的，针对这一发病原因，才确定其具有“清热燥湿”的功效。

再看《神农本草经》中的天麻，最初主要用以“久服益气力”；唐代《药性论》开始，收录其“治冷气顽痹，瘫缓不遂”等；虽然张洁古等金元诸家已开始用以治疗“虚风眩晕头痛”，但明确提出天麻是“平肝息风”药，则是晚至清末《本草正义》诸书的成绩了。

同样出自《神农本草经》的动物药蜚蠊，书中载其“主血瘀癥坚，寒热，破积聚，喉咽闭”;《名医别录》首先总结了“通利血脉”的功效。历代本草谓其具有活血、破瘀、化积、消肿、解毒等多种功效，主要用于肿瘤、肝硬化、脾肿大，妇女经闭、月经失调、产后恶露不尽，跌打损伤，疮痈、咽喉肿痛及小儿疳积等临床常见疾病。

目前的国家新药康复新液，是根据民间用药经验，运用现代制剂技术，从美洲大蠊（蜚蠊的主要品种）中提取有效活性成分精制而成的纯天然中药制剂，具有通利血脉、养阴生肌的功效。内服用于胃、十二指肠溃疡，预防酒精性胃溃疡；外用用于外伤、溃疡、瘘管、烧伤、烫伤、褥疮等创面。临床将康复新液拓展于治疗溃疡性结肠炎、糖尿病皮肤溃疡、口腔溃疡、肿瘤放疗后口腔黏膜急性损伤和消化道不良反应、妇科宫颈糜烂、小儿手足口病等，疗效同样显著，对于各种手术后伤口的愈合有明显的促进作用。

目前，康复新液在全国有 4 家药厂生产，每年销售约 1000 万瓶，产值近 4 亿元人民币，由此可见其应用基础坚实，应该具有“敛疮生肌”的功效，但令人遗憾的是至今这些生产、销售和使用者，无人对此加以及时总结。

在现有中成药产品中，美洲大蠊还是肝龙胶囊、心脉隆注射液等的主要原料。肝龙胶囊有效组分为美洲大蠊体内的黏糖氨酸，功能为疏肝理脾，活血解毒；主治胁痛肝郁脾虚兼瘀血证，症见胁肋胀痛或刺痛、恶心嗳气、神疲乏力、食欲不振、食后腹胀、大便溏，舌色淡或紫，脉象细涩或脉弦等；主要用于慢性乙型肝炎见上述症状者。心脉隆注射液为美洲大蠊提取物制成，功能为益气活血，通阳利水；为慢性肺源性心脏病引起的慢性充血性心力衰竭的辅助用药。以上临床应用的进展，恐怕除了与其活血相关外，还有一些功效有待总结。

以上三种药物部分功效的认识过程，足以说明中药功效相对于主治的滞后性。

（2）中药功效在认识上的困难性

从中药功效相对于主治的滞后性已经可以看出中药功效在认识上的困难性。但其困难性并不仅止于此，其难度至少还有以下三个方面。

其一，中药大多以复方入药。复方中的药物并不全都是针对主治病证的病因病机，也就是说，有的药物所发挥的作用与方剂的功效不相同。这在方剂中非常常见，如麻黄汤中的甘草，并不用以发散风寒；四物汤中的川芎，并不用以补养阴血；十枣汤中的大枣，并不用以峻下逐水。如前面提到的栀子豉汤，药仅二味，君药用以针对病因病机，发挥清心除烦功效，也是全方的功效。而淡豆豉与全方或君药的作用并不一致，因其不能清心热，自然也就不能除烦闷。

其二，天然产物类中药化学成分的复杂性，导致了功效认识的困难性。化学药的成分一般都是单一的，其药理作用也是通过预先设计的技术路线和实验筛选出来的，其临床应用理应比较清楚，容易认定。但事实上同样存在很大的难度。如经典药物阿司匹林，其化学成分只是2-（乙酰氧基）苯甲酸，相继发现其具有解热、镇痛、抗炎、抗风湿等多种药效作用，而且沿用百年之久。近年又发现其能抑制血小板聚集，可防止血栓形成，临床广泛用于一过性脑缺血发作、心肌梗死、心房颤动及人工心脏瓣膜、动静脉瘘或其他手术后的血栓形成，也可用于治疗不稳定型心绞痛；而且可治疗胆道蛔虫病，对于减少直肠癌的发病率、儿科用于皮肤黏膜淋巴结综合征（川崎病）等的作用及机理，还有待进一步研究。对成分单一的化学药的认知尚且如此，每味中药的化学成分数以百计，并由多味药组成复方，再加之剂型、给药途径、用量等诸多因素的影响，其功效的确定难度可想而知。

其三，中医基础理论创新的缓慢，也导致了功效认识的困难性。由中药功效分类的讨论可知，概括于长期辨证治疗的实践基础上，绝大多数功效是对证治疗功效。疾病辨证理论的完善，不可一蹴而就，这也影响了一些中药功效的认识速度。如晚至清末，外风与内风才明确区分，必须依赖于这一理论和实践基础，才有可能总结出天麻具有“平抑肝阳”的功效。

今天，中医的基础和临床研究快速发展，达到了前所未有的崭新水平，但同样存在一些亟待解决的问题，阻碍了部分中药功效的准确表达。如，人们习惯于称活血化瘀药中的动物药，长于“活血通络”，其主治的是一些顽固的、久治不愈的瘀血疼痛等；而祛风湿药中的“通络”药，如白花蛇、豨莶草等，主治的是局部麻木、偏瘫和关节拘挛、屈伸不利诸症。此二者，功效用语相同，但内涵并不一样。如果没有中医基础和临床的突破，其在中药学中的功效表述，是绝不可能单独解决的。

（3）中药功效在认识上的多元性

本草记载的中药功效，主要总结于临床疗效，这是毋庸置疑的。但受多元文化的影响，有的也不尽如此。本草学在发展的进程中，不断吸收不同历史时期的先进思想、文化和科学技术，同时，也不可避免地会受到历史局限的制约。中药功效的总结，从理论上讲应该源于医疗实践，但受到多元文化的影响，加之本草专著历来并不限于收录愈病之用，其中会夹杂一些宗教超自然臆测、神灵的崇拜及市井风俗的取向。尽管随着内容的不断去粗取精，上述影响已越来越小，但弄清其历史和现状，对于客观而准确地认识中药效用，仍是非常必要的。

医药的起源，一直是医史学家关心并存在争议的问题，“医源于巫”也曾被一些人所接受。大多数医史学家认为：“从历史唯物主义的观点来看，一切科学知识都来自人类的社会实践和物质生产的需要，医学也是如此。”中药的来源也不例外，在流传久远的“神农尝百草”故事中，其“尝”字的精心选用，正好反映了“草”之所以能成为“药”，必须经历“尝”这一实践过程。医药起源于巫术的观点违背了客观实际，这是显而易见的。

但是早期，由于生产水平和认识能力的低下，产生了巫术。原始社会末期，有了初步的社会分工和资源的私有关系，处于氏族掌控者维护私利和大众自然崇拜的需要，催生了专门从事祭祀和祈祷活动的“巫”。另外，巫也掌握了医药知识，并给医疗活动披上了神秘的外衣，通过活动给人治病，这些人亦巫亦医，被后人称为“巫医”。

由于巫的影响，先秦时期，对于药物功效的记载，有相当一部分并非源于医疗实践，而是出于巫术。如成书于周代的《山海经》，虽然不是医药专著，但涉及药物120余种，其中有使人“多力”“善走”的强壮药，使人“不忘”的益智药，使人“不夭”的延年药，食之或佩之能“宜子孙”的助生育药，食之“使人无子”或“不字”的避孕药，食之可以“无大疾”“无疫疾”“无疠”或“御疫”的预防药，服之“令人色美”“媚于人”的美容药，食之使人“无卧”“不睡”的醒神药，以及毒鼠、毒鱼和治疗牛马之药。同时，也有服之、用之可以“御兵”“御水”“御火”“御凶”“入水不溺”“入山不迷”之类的“巫药”。

后世本草虽然不断摒弃此类不实之词，但龙骨主“鬼疰、精物、老魅”，石膏“除邪鬼”，太乙余粮能使人“飞行千里”，丹砂“杀精魅邪恶鬼”等，不仅与巫用有关，而且存在于《神农本草经》之中。后世不少文献也有类似文字，如《本草纲目》茯神条下转引甄权“辟不祥”等语，转引陈藏器“天子藉田三推犁下土：藏之，入官不惧，利见大官，宜婚市。王者封禅五色土次之”，均属于同类。

这种巫与医兼施的做法，在方书中也有反映，如唐代王焘的《外台秘要》转载《删繁方》治疗难产为以桃仁一枚，分为两片，其一片内侧写上“可”字，另一片写上“出”字，然后将两片相合让产妇吞下去。另外，孙思邈《千金方》称“戊子日，取东引桃枝二七寸枕之。又方：五月五日日未出时，取东引桃枝刻作三寸木人，着衣领带中佩之”可“令耳目聪明”。

在秦汉时期，本草著作中掺杂方士的幻想和道家的宗教主张。我国现存最早的药学专著《神农本草经》，一直被誉为药学的经典，迄今仍具有巨大的文献价值、理论价值和实用价值，但道家和方士的负面影响也不应低估。当时业已使用的药物甚多，而只取365种以应周天之数，可算一例。其影响最大者，莫过于一些药物功用的记载。概述将丹砂（即朱砂）排列在“主养命以应天，无毒，多服久服不伤人，欲轻身益气，不老延年”的上品之首。主要化学成分为硫化汞（HgS）的朱砂，本为有毒之药，自不待言，何以被奉为“上品”，自然囿于方士的鼓吹。再看其功用的记载：“主身体五脏百病，养精神，安魂魄，益气，明目，杀精魅、邪恶鬼，久服通神明，不老；能化为汞。”其中，“能化为汞”，当是总结于化学中的分解反应，与医药没有关系。其他功用中的若干不实之词，也是显而易见的。至于所言的"轻身""不老"，现在有的人将其等同于减肥和延缓衰老，不能排除某些药物的确存在这样的作用，但巧合的因素更为主要。究其本意，"轻身"是"有使身轻举的意思"，此用法源于道家，"道家称不食五谷，服药行气，可使身轻举"。《史记·留侯世家》："乃学辟谷，道引轻身。"仅从字面上理解，"轻身"的确含有使身体"轻健"、甚至能"轻举"的意思，但道家的本意，恐怕主要是强调一种内心领悟而引起的身体感受，因为道家和其他宗教一样，提倡要用心去感受，其教义也是服务于人心的，"轻身"也就是属于心理学范畴的用语了，要视为药物作用的表述，不尽妥当。"不老"，也与从事求仙、炼丹的方士所称的"不死药"有关，古代方士称这类药服之可以长生不老。受其影响，《本草纲目》认为："发乃血余，故能治血病，补阴。"从中也不难发现其与道家、方士的关系。清代本草学家周岩就十分中肯地指出这类"功效"不可信，他在所著的《本草思辨录》中说："《本经》有自还神化一语，不得其解，遂附会其说，或谓补真阴，或谓益水精，曾是通关格之物而能有补益之实者耶？"但其对药物功效的影响，至今仍未完全消除。

两宋之后，法象药理的盛行，除了解释药效机理之外，在药物功效表述中亦有表现，如，质地重坠的矿物药和动物甲壳、骨骼类的安神药或平肝潜阳药，习惯于在"安神"或"潜阳"的功效之前加上"重镇"或"镇心""镇肝"等属于药材性状范畴的用语。至今，这种表述被大部分中药著作（甚至包括教材）沿用，并且用药材性状对安神药分类。这种分类，至少有两个方面的弊端是不可回避的。其一，当代对中药的分类标准应该是采用"功效分类"。"重镇"是形状，不是"功效"，这样一来，导致了分类的不严谨、不科学。其二，将安神药分为"重镇安神"和"养心安神"，而合欢、远志等药为植物的皮、根或花，质地较轻，不能称为"重镇"；其对于人体气血阴阳的虚衰，实无补养之效，而将它们列于"养心安神药"一节，岂能名实相符！不过，"重镇安神"一说也不是一无是处，至少可以提供药材性状方面的信息。

再有蝉蜕"明目退翳"的说法，为哪位高人的创意，难以考究，其实也没有深究的必要。不可思议的是有人将此视为不刊之论，不容许任何改动。如果有人在著书立说或考试的回答中，称蝉蜕具有"清肝明目"的功效，就会被认为大逆不道。我们回忆一下，在中医眼科学中"翳"为何物？"翳"是指因肝火或肝经风热上炎所产生的一种遮蔽视线的白斑，就是现在所说的角膜炎性溃疡或化脓性感染。张教授猜测，“退翳”一说应源于法象药理，由于该药材为蝉科昆虫黑蚱羽化时脱落的皮壳，有人因而产生了此物具有向外蜕膜的药效。反观临床，眼翳是通过服药而蜕掉的吗？肯定不是！那么，蝉蜕在治疗眼科疾病中，是怎样发挥疗效的呢？张寿颐先生早就指出：“目之翳膜，儿之痘疮，实热为多，（蝉蜕）寒能胜热，是以主之。”也就是说蝉蜕归肝经，以其偏寒之性除肝热以恢复目视，其相应的功效自然也是“清肝明目”。认识中药功效，要实事求是，不要过于机械。

中国中医科学院医史文献专家郑金生先生提出，在中药功效中还有一类“风俗药效”，并认为最典型的例子是合欢与萱草。“汉魏两晋之时，合欢蠲忿，萱草忘忧，是贤愚共知的常识。所以庭院种植合欢，也是缘于此古代习俗。这两种植物的蠲忿与忘忧作用，是因为它们的名称可以帮人表达感情，而不是口服它们可以产生改变情绪的功效。”张教授完全赞同这一观点，令人遗憾的是这类“功效”，至今没有更多的同行质疑。

（4）中药功效在认识上的相对性

众所周知，由于中药药效物质的复杂性，每一种中药都具有多种功效。这些功效是作为中药的植物、动物和矿物药材与生俱来而客观存在的。然而人们发现这些功效是十分困难的，因此任何中药著作对各药功效的记述，都只能是一定历史时期和一定认识水平的反映。这些内容应该是动态的，不会一成不变。所以，中药著作记述的功效只能是当时较为公认的和比较重要的部分，不可能也不必要要求记述的功效是十分完整的，相对性是不可避免的。

首先，药物功效的认识过程是十分困难的。如忍冬藤与金银花早自汉末便开始入药，虽然其用于热毒疮痈的相关记载可见于唐代的方书，但明确总结出有关清热解毒的功效，已是使用1000多年后的明代《滇南本草》《本草纲目》等；又如出自《神农本草经》的经典药石决明、龟甲等品，人们认识其能“平肝潜阳”更晚至清末之后了；侧柏叶清肺止咳、银杏叶活血通脉、补骨脂止咳平喘，则是现代的发展；然而，三七的益气血、黄芪的补心气、葛根的利血脉等，尚有待于达成共识。药物作用发现的长期性，同样存在于化学药物之中。比如西药中的经典药物阿司匹林，在全球普遍用于解热止痛的百余年之后，近年来又发现了其可以抑制血小板黏附和聚集、抗血栓，并成为减少（或减轻）不稳定型心绞痛、急性心肌梗死，预防心肌梗死发作、大脑一过性血流减少等的热点药。化学成分单一的西药尚且如此，物质基础十分复杂的中药就可想而知了。

其次，中药功效记述不完整的现象普遍存在，有时不可避免。这种不完整性，不仅表现在大量药物还有若干重要的功效需要不断总结、认定。另外，随着临床医学的进步和疾病谱的改变，原来具有一定实用价值且为人们熟知的某些功效，又应与时俱进，及时加以淡化或删除。例如贯众，历来因其能驱绦虫，而被分类于驱虫药之中。目前因绦虫病已罕见于临床，其驱绦虫的功效日渐少用；更重要的是这一应用很不安全，当达到有效剂量时，会对视神经造成不可逆转的严重损害。因此，目前该功用的实用价值已经基本丧失。又如麝香与牛膝，在产科十分落后的古代，它们“下胞衣”或“下死胎”的功效于非常之时可用之，现代产科快速发展，此类功效早已无人使用，再用于临床，恐怕应被视为医疗事故了。再如威灵仙，其入药品种自清代后期以来，已从唐代之后的玄参科草本植物变成为毛茛科木质藤本植物，品种改变，原品种“治骨鲠”的功效必然有所变化。

中医药院校使用的《中药学》教材实际上是入门性的，此课程开设于前期，学生的专业理论基础并不扎实，而且学时又非常有限。所以教材有别于学术专著，对药物功效的表述，不必面面俱到，只能相对合理。

再者，一些类似药物功效的有无和强弱，往往也是相对的。如附子与川乌，出自同一植物，一为子根，一为母根。前者的功效习惯表述为“回阳救逆，补火助阳，散寒止痛”；后者则为“祛风湿，散寒止痛”。实际上此二药功效的差异是次要的，相似性才是主要的。但只从文字的表述来看，恰好给人相反的结论。川乌其实也具有类似附子的回阳救逆和补火助阳作用，但功力相对较弱，且毒烈之性过之，对于亡阳证等急重证，其临床实用价值不如附子，因而逐渐被淡化了。王好古早就指出川乌可“补命门不足”；李时珍也称其“助阳退阴，功同附子而稍缓”；《博济方》中“治阴毒伤寒，手足逆冷，脉息沉细”之“退阴散”是川乌与干姜配伍，有回阳救逆之用。而附子自《伤寒论》的甘草附子汤开始，谓其能“逐风寒湿”者，并不鲜见，但其力不如川乌，在附子比较多的功效中相对次要，所以未被重视。此类情况同样反映在肉桂与桂枝、生姜与干姜、陈皮与青皮等药之中。

又如，行气与破气，更是相对为文了。一般认为枳实烈于陈皮、香橼等药，常以破气药视之。枳壳作用稍缓于枳实，但仍强于陈皮诸品，其功效究竟是破气还是行气，就很难认定了。同样在行气药中，木香长于行气止痛，难道就不能行气除胀？厚朴长于行气除胀，就一点行气止痛之效都没有吗？在作用部位方面，青皮、香附疏肝，就不可以理脾；陈皮、紫苏叶行气理脾，就与疏肝毫不相干吗？此外，羌活主治上半身与独活主治下半身、陈皮的主高与青皮的主低等，都不会是绝对的。只有这样对待中药功效的表述，才能学好和用好中药的理论和知识。

（5）中药功效在认识方法上的局限性

从方法学的角度审视，中药功效的认定是采用黑箱方法。黑箱是现代控制论的概念，是指内部结构尚不能（或不便）直接观测，但可以从外部去认识的现实系统。在古代，由于人体结构与疾病过程的复杂性，决定了中医不得不运用黑箱方法。中医学认识人体生理病理和辨证论治均立足于不打开人体，不着眼于揭示内部结构，而保持人体整体性、运动性的前提下，从外部联系和变化来考察人体和疾病过程的内在规律，其原理与现代黑箱方法是一致的，在本质上是科学的。而对中药功效总结同样是建立在黑箱方法的基础上，它是将方药作为“小黑箱”输入人体“大黑箱”，考察其对整体的动态调节效果。即以药物作用为信息输入，并从其机体反应的信息输出过程中，结合中医理论，通过思辨归纳，了解药物在机体（大黑箱）内部发挥的作用，从而归纳中药功效。

采用黑箱方法认识中药功效，“黑”是它的长处，也是它的“短”处。它撇开了系统内部的结构和物质内容，只考察其外在功能表现和信息变化，必然有其局限性。具体地说，其一，离开物质和能量谈信息，必定不完整、不深刻。其二，从输入、输出推导系统内部联系，由于系统的结构复杂，从一组或几组输入与输出的相关性来推知系统内结构和联系是困难的。其三，任何系统的输入与输出都是多维的，用黑箱方法研究事物时只注意了部分变化，忽略了其他，必然带有片面性。面对“病有内同而外异，亦有内异而外同”（《千金方·大医精诚》）的复杂局面，输出和状态缺乏一致联系的情况也较为常见，因此，系统的能观性较差，即人体系统状态通过输出量观察的可辨程度低，所有这些方法上的局限性又必然反映到中药功效上，使之较为笼统。

中药功效的归纳采用黑箱方法，由于没有白箱方法的补充，这使中药功效整体性特点停留在自然哲学思辨的水平。对事物的认识猜测成分较多，而朴素方法的直观性又限制了对药物作用认识的深度与广度，只能是事物外表现象，或粗糙的形质部分，不能深入了解事物内部联系。所以，同样具有清热解毒、活血化瘀、温助肾阳等功效的药物，其主治、应用和作用机理并不相同，医生“良难究竟”(《本草经疏·药性差别论》)，临床应用时必须通过主治摸索应用。还应看到的是，中药功效在认识上所采用的黑箱方法，与现代黑箱方法尚有一定距离。中药功效在归纳上多是回顾性总结，缺少有意识、有目的的前瞻性观察。没有进行严格的实验设计和统计学处理，而揣测药物在机体内部发挥作用上也不具备严格的逻辑结构。因此，中药功效的问题实际上较一般意义上的黑箱方法还要突出。

（6）中药功效认定在理论上的局限性

中药在中医理论指导下使用，中药功效的发展，除依赖于用药实践外，还受到中医理论的制约。即药物的应用需经中医药理论“加工”才能最终上升为功效。随着用药经验积累，主治范围的扩大，一些药物作用由于与传统认识或基本理论发生冲突而不能上升为大众所能接受的功效。例如大蒜，从《名医别录》始即认为“性温”，《医林纂要》等甚至认为“性热”，但大蒜对湿热痢疾疗效可靠，对于热毒疮痈，内服外用均有较为肯定的疗效。因其药性温热，对于前者，不可能认定其具有“清热燥湿”功效，对于后者，也不可能言其有“清热解毒消痈”之类作用。出于相同的原因，药性辛温的薤白，虽然对于湿热痢疾单用即可获效，对此早在唐代的《本草拾遗》便有记载，至今对于治疗痢疾只能用“行气导滞”解释，其实，这对薤白来说，只是一种兼有功效。又如几乎所有中药著作均认为牛膝引火（血）下行，可治疗胃火上炎的牙龈肿痛、口舌生疮，气火上逆、迫血妄行的吐血、衄血，肝阳上亢的头痛、眩晕。按照中医理论，治疗胃火偏盛的功效应是清胃火，治疗血热妄行的吐血、衄血的功效应是凉血止血，治疗肝阳上亢的功效应是平肝潜阳。牛膝确能治疗以上三种证候，但发挥的功效却不是清胃火、止血与平肝潜阳。对于这些应用，怎样进一步归纳出功效，可能有待理论的深化与突破。又如，远志功效项下的“消痈肿”，实际上只是主治，而不是真正的功效。虽然其疗效古今一致认同，只因其药性偏温，不得已而如此沿用不尽如人意的表述。麝香、蟾酥，治疗热毒疮肿，不论内服或外用，无疑皆是要药，也是受“热者寒之”理论的制约，麝香采用“活血消肿、止痛”立论，蟾酥则据“以毒攻毒”入说。再如，乌梅与诃子，药性收涩，对久泻泻痢且正已虚而邪不甚者，发挥“涩肠止泻”功效。而对痢疾之初，正盛邪实，单纯收敛之品有“闭门留寇”之嫌，故宜禁用。然而实际的情况却并非如此，《本经逢原》称乌梅“今治血痢必用之”。临床应用表明两药对痢疾早、中、晚期均有较好作用。怎样看待乌梅、诃子治痢作用？在“涩肠止泻”不能解释这一主治时，应当如何补充新的功效，急需回答。这里除了理论制约外，还有一个认识的误区。人们常常将形状（即真实滋味）的酸涩与性能的酸涩混为一谈，错误地认为凡是有酸味的药一定具有很强的收敛固涩作用，乌梅滋味甚酸，自然得出以上的结论。其实并不难发现，中药里面收涩敛邪作用最强的药是罂粟壳、洋金花等品；而酸味浓烈的乌梅、香醋等，根本不易敛邪。可见，要深入研究乌梅等药的未尽功效，首先要克服该认识误区。

另外，金元时期以来，临床论治模式从辨病或辨症论治为主转向辨证论治为主，淡化了人们对病的研究，阻碍了中医对病的认识水平的提高。对药物作用的观察也从“对病”或“对症”转而重视“对证”功效的总结，这种转变又形成了后世“对证”功效为主流的中药功效网络。客观上造成了“对证”应用不能向“对病”功效转化，没有形成“对病”功效系统。而“对证”功效与“对病”功效在临床不能互相取代。从“异病同治”角度审视这两类功效，因辨证施治原则要求，只要“证同”，病虽异，治亦同。然而不同疾病有不同特点，即便“证”同，由于各病在发生发展上的差异，必然在同“证”后面隐藏着不尽相同的因素。“对证”功效在遵循“异病同治”时，不可避免地要忽略疾病的特殊性。“对证”用药在治疗上有其所长也必然有一定局限性，而这种局限性应当由“对病”功效予以弥补。但证治模式的转变使“对病”应用仅被内化为“对证”等功效而并没有独立地发展起来。后世功效系统对药物应用经验的归纳并非完美无缺，药物主治的升华提炼受理论制约，一些临床卓有成效的应用，因在“证”或“症”等方面难以找到直接的联系（如桔梗“主腹满肠鸣幽幽”、威灵仙治“诸骨哽咽”），从而不能上升为功效。经验仍以主治的形式流传，而功效项对这些应用的概括缺如。而随着功效在临床中药学核心地位的确立，人们已习惯从药物功效入手选药，这又不可避免地造成对那些尚未上升为功效的应用经验的遗弃，致使一些宝贵的用药经验“失传”。

这种传统中药功效所反映出在理论上容量的不足主要是一门古代科学相对于现代科学显现的局限，是历史的必然。由于现代科学的介入，新方法、新手段及新仪器等被广泛采用，药物新剂型的引进与研究，中药新功效也在不断被发现、被认识。可以预言，随着现代科学理论的渗透，将会有越来越多的现代科学术语成为中药新功效的内容。而这些术语往往没有适合的传统功效语言可以替代，如苦参升白细胞，青皮、枳实升压、抗休克，泽泻、山楂降血脂，罗布麻降血压，这些功效将与传统功效术语并存，也是中药功效发展的组成部分。

7. 首创中药功效认定和记述应遵循的四大原则

张廷模教授强调中药功效与给药途径和给药方法密不可分；中药的功效应当是药物针对病因、病理或症状的直接作用；中药功效不可与其复方作用相混淆；中药的功效与剂量的相关性。并进一步提出在中药功效认定和记述上应遵循的四大原则，即功效认定的基础是药物的临床疗效，功效认定应充分考虑“方药离合”，功效应该与主治明确区分，功效表述应该力求规范。

（1）功效认定的基础是药物的临床疗效

从药物的应用形式看，有单味药的应用与复方应用两种形式，而且是从单用逐步过渡到复方，中药复方的应用形式是主流，这两种形式的应用均为功效的认定提供了感性材料。而“功效”内容的发展正是建立在这些素材之上的。这可以从历代本草著作对药物功用的载录中反映出来。例如，金银花虽然首见于《新修本草》，但直到《太平惠民和剂局方》《外科精要》等书载其广泛用于主治热毒痈肿后，明代中后期才在此临床应用基础上概括出“清热解毒”的功效；清代《温病条辨》载银翘散主治“太阴风温、温热、温疫冬温初起，但热不恶寒而渴者”，近代以来，又被广泛用于风热表证，故当代中药学才谓其“疏散风热”。充分说明药物的功效认定必须以临床疗效为基础。

在宋代“格物致知”时风的影响下，宋徽宗赵佶最先提出了“药理”的概念，由此开启了探求药物奏效机理的风气。当时的医药学家往往将药物的形、色、气、味等天然特征作为阐释药效机理的依据，后人将其称为“法象药理学”。囿于这种认识方法，有的文献通过药物形、色、气、味等自然特征，或利用归经等性能理论，推演药物的功效，这都是不实际的。如木蝴蝶，实为清利咽喉之药，因其左右对称的两枚种子，犹如人的二肾，一些人就以此误认为其具有补肾的功效。实际上，药物的自然特征与药物的作用之间并不存在必然的一致性。问题的关键还在于对“法象药理学”的理解存在偏差。该理论的提出，其本意与认定中药功效并无关系，只是在药物功效确定之后，用以阐释机理而已。我们决不能因为不认同“法象药理学”的说理方式，而否定本已客观存在的功效。徐灵胎《神农本草经百种录》早就指出“虽圣人亦必试验而后知之”，充分肯定了临床疗效在产生功效中的重要性。

由于药理研究中的动物模型与患病机体之间的差异性，现代药理实验发现的一些药效作用，也只能作为概括中药功效的参考，而不能作为主要依据。如用四氧嘧啶动物模型试验，所测试中药都有较为明显的降血糖作用，而验之临床，绝大多数药物均不能重现。这是由于一般的血糖增高患者与四氧嘧啶伤害无关。

（2）功效在认定应充分考虑“方药离合”

中药与方剂关系非常密切，很多药物的功效本身就与方剂的功效主治联系在一起。一方面，作为方剂，在选药组方时是充分考虑了药物性能特点的；另一方面，中药功用在提炼及总结上又很大程度上受方剂功能与主治的影响。如麻黄的发汗解表、宣肺平喘、利尿等功效与《伤寒论》之麻黄汤、麻黄杏仁甘草石膏汤和《金匮要略》之越婢汤、越婢加术汤等相关联。但是也应当看到复方与单味药存在着“方药离合”的情况。清代徐灵胎《医学源流论》谓“方之与药，似合而实离也……方之既成，能使药各全其性，亦能使药各失其性”，丹波元坚《药治通义·方药离合》称“数味相合，自有一种功用”。再者，药物配伍组方的目的多端，除了用相同功效的药物以增强全方作用外，有的药物在于降低不良反应，有的药物在于兼顾次症，有的药物还可反佐等。“方药离合”的情况为中药功效的准确认定带来了诸多困难。而严格区分在“方药离合”情况下方剂与药物各自的功效，是功效认定必须面临的问题。对此，前人做了大量工作，但仍然不尽完善。若欲消除这种含混现象，则要从方药文献中认真分析、比较，加强单味药与复方在化学－药理－临床过程研究入手。

（3）功效应该与主治明确区分

尽管药物功效与主治关系密切，然两者毕竟不是一个系统和层次的概念。功效是药物对于人体的治疗或有益作用，主治则是其作用所适合的证候、疾病、症状或特殊人群；从构词特点来看，功效用语均是动宾结构的词组，而主治一律为名词。两者并不相同，也不能相互混淆。在功效认识未逮的情况下，建议将主治冠以“治”某病以示区别。事实上前人在记载药物主治时，往往在句首冠以“主治”“主”“治”“疗”等字样，显示其不能将这些等同于功效。如麻黄、干姜、五味子、紫菀、款冬花等药物，《神农本草经》均载录“主咳逆上气”，然而它们在“咳逆上气”中所发挥的功效各不相同，麻黄宣肺平喘，干姜温肺散寒，五味子敛肺止咳，紫菀、冬花化痰止咳；又如黄连与赤石脂，《神农本草经》载其均能“主肠澼”，但两药在“肠澼”中所发挥的作用（功效）却大相径庭，其一为清热燥湿解毒，而另一药为收涩止泻，在对黄连与赤石脂用于“肠澼”所发挥功效不了解之前，应将“主肠澼”分别对待。

因此，功效的总结受理论制约，当药物应用经验难以上升为功效时，不应片面追求功效与应用一一对应，将应用冠以“主”“治”“疗”等字样以示其不是功效。在对药物功效认识未逮的情况下，不妨直书其应用，功效项则暂时缺如，待认识发展，功效被认定后再填补其空白。

（4）*功效表述应该力求规范*

首先，应力求直接功效与间接疗效泾渭分明。药物有直接功效与间接疗效的不同，前者是“源”，后者是“流”。临床以石膏治温热病气分实热证，可发挥清热泻火（清气分热邪）的直接功效，由于热邪易耗损津液，或热扰心神，故石膏通过清热泻火又可间接达到止渴、除烦等效果。又如鸡内金可用治饮食积滞的脘腹胀满、疼痛，直接作用是消积化食，通过积滞的消除，又可发挥消胀、止痛的间接疗效。

从上述例子不难看出，能够指导临床用药的功效主要是直接功效。表述功效时，直接功效与间接疗效区分与否，直接关系到医家在临床用药时疗效的好坏。因此，功效的叙述应力求两者泾渭分明。具体方法有二：其一，每一直接功效自为一体，功效间以逗号相隔，将四字为文的联合词组一分为二。如改生地黄之“凉血止血”为“（清热）凉血、止血”，五灵脂“活血止痛，化瘀止血”改为“活血化瘀、止痛、止血”等，以示功效各自独立。其二，间接功效尽可能不列入“功效”项内。因为一种作用可收多种效果，有时难以穷尽。如清热燥湿可分别表现出退黄、止痒、止带、止痢等不同效果，且直接作用与间接作用并列，有时易生歧义。如厚朴，有以“消积”与“行气”“燥湿”功效并列者，其实“消积”仅为后两种功效的间接疗效。即行气以消气积，燥湿以除湿积。如此并列，既易迷惑读者，又显累赘。当然，对于不书效果不足以表现该药个性者，仍可沿用四字型偏正词组，如清热消肿、解毒消痈、利水退肿、活血调经等，然对易产生歧义者，最好予以说明。

其次，用语应力求规范。中药“功效”术语的含义，多数是确定或比较确定的，但仍有一些术语具有较大的随意性，如前述之解肌、解暑、润肺，还有诸如通络、定惊等。为使用语规范，对这些随意性较大的术语，应限定其范围，或改用规范术语。如前面已有论述的暑性属阳，为温热之邪，故“解暑”不应用于香薷等性温之品（香薷、藿香实为化湿），应直接言其解表。对采用上述方式确有困难者，可暂不改动，然须给予说明。

8. 全面梳理古今的中药名词术语

张廷模教授对古今中药名词术语进行了全面梳理，深入分析其不规范使用的原因，提出规范中药功效术语的系统性、层次性、特指性（单义性）、简约性、历史性、纳新性（时代性）的“六性”要求。为了使之标准化、规范化，通过对普通高等教育规划教材《中药学》110种功效术语及相对应的药物和《中华人民共和国药典》（2000年版）97种功效术语及相对应的药物，进行统计和分析，提出中药名词术语规范化研究方案；确定选词原则，并约定术语的选择范围；厘定功效术语词目，形成临床中药学名词术语一览表。

其后在其主编的《中药学词典》中逐一予以释义。张廷模教授在所著《中药功效学》中，对解表、祛风、祛风湿、祛风除湿、胜湿、解肌、解暑、化痰、清热泻火、润肺、通经络、消导、解毒、安神、补阴、清虚热、引火（血）下行等14种功效，从术语历史沿革、功效含义及相应术语规范建议等方面，对中药功效术语的规范化研究，进行了示范。又从《中华人民共和国药典》（2005年版）、1998年版《中华本草》（精选本）及七版教材《中药学》中选取临床常用而功效记述欠规范的麻黄、桂枝、防风等30余味中药，从本草文献、古今方例、现代药理及临床报道方面，对其功效做了进一步规范表述；同时对细辛、葛根、淡豆豉、大黄、芒硝等79味常用中药的功效规范化表述，提出了既具学术和实用价值，又具可行性的建议。还对《本草纲目》中补虚术语 390 个及《中华人民共和国药典》(2000 年版）中补虚术语 130 个，进行对比分析研究。对常用中药功效拾遗，包括黄芪的补血功效，人参的补肾气功效，白芍的止血功效，当归的止咳平喘功效，等等。这些研究成果已纳入教材及主编的《中药功效学》《中华临床中药学（第二版)》等专著中。

总之，张廷模教授对中药功效理论进行了全面深入的研究，其研究成果对中药学的发展具有重要意义。

（三）新解中药七情，切合临床实际

通过系统考证，基于《神农本草经·序例》本义，准确界定了各种中药配伍关系的含义。张廷模教授认为，二药合用，包括互不影响与相互影响两类情形。相互影响者之中，又包括影响其治疗效应与影响其毒害效应两个方面，每个方面又包括增强与削弱（甚至消除）两种可能。张廷模教授开创性地提出“七情”的相对性、“七情”关系的准确性、“七情”的复杂性的特点，并探讨了“七情”的临床意义及“七情”药例。

1. 厘清“七情”内涵

张廷模教授对“七情”关系中的一些极具争议性的问题，通过翔实的文献考证和比较分析，分别展开了探讨，厘清了其概念的真正内涵。

（1）单行

张廷模教授认为单行确有“独行”“独能攻补”之义，只是并非“不与诸药共剂”，也不是“单方不用辅”。二药合用，彼此在治疗效应和毒害效应方面的相互关系不外互不影响与相互影响两类情况。“七情”中的相须、相使、相恶、相畏、相杀、相反等六情，都属于二药彼此影响的一类。而单行即属二药配伍后，各自针对一定的病情，独自发挥作用，在治疗效应和毒害效应方面互不影响（或无明显影响）的一类。

对于“单行”的概念，《神农本草经》原著未做任何解释。明代陈嘉谟《本草蒙筌》云:“有单行者，不与诸药共剂，而独能攻补也。如方书所载独参汤、独桔汤之类是尔。”该书较早提出了“单行”为“不与诸药共剂”之说。其后，李时珍《本草纲目》亦持陈氏之说，提出“独行者，单方不用辅也”。陈、李二氏对单行的解释，几乎被历代医家接受，并成为通行观点。全国高等医药院校规划教材《中药学》也持这一观点，将单行解释为“不经配伍”的“单味药的应用”。

上述解释均将单行排除于配伍之外，这与《神农本草经》原义不符。《神农本草经·序例》云：“药有阴阳配合……有单行者……凡此七情，合和视之。”仔细分析这段文字，便可知这是在讨论“药”有“配合”，而不是讨论“方”有“单复”。讨论的是药与药在“配合”“合和”时，相互之间有什么样的七情关系。文中的“合和”一词，从字义看，“合”有“配合”“会合”之意；“和”有“调和”“协调”之意。“合和”在此即配合协调，含有配伍之意。“凡此七情，合和视之”，意即在配合应用药物时，应特别重视药物之间的七情关系。《千金要方》转录这段文字时，将“凡此七情，合和视之”增改为“凡此七情，合和之时，用意视之”，其意更加明确。此处“凡此七情”一语，意即包括单行在内。需要“合和之时，用意视之”的单行，显然不应当是用单味药治病。实际上，“单行”应当是与相须、相使等六情一样，属于配伍后，药物之间相互作用、相互影响状况的一种类型。

关于单行的实际含义，陈嘉谟说是“独能攻补”，李时珍称为“独行”，这与《神农本草经》原义还是一致的。单行确有“独行”“独能攻补”之义，只是并非“不与诸药共剂”，也不是“单方不用辅”。二药合用，彼此在治疗效应和毒害效应方面的关系不外互不影响与相互影响两类情况。七情中的相须、相使、相恶、相畏、相杀、相反等六情，都属于二药彼此相互影响的一类。而单行即属二药配伍后，各自针对一定的病情，独自发挥其作用，在治疗效应和毒害效应方面，互不影响（或无明显影响）的一类。

配伍七情属于单行的药对，也可能其中一味（或两味）与其他药之间存在增减治疗效应或毒害效应的特殊关系，但具体相配的这两味药之间，并无这类特殊关系。

单行亦是一种广泛存在的配伍关系，凡是彼此之间没有增减治疗效应或毒害效应的特殊关系的两味药合用，其配伍关系即属“七情”中的“单行”。事实上，临床用药时，首先考虑的是病情对药物的需要，其次才是考虑所选药物之间的“七情”关系。两味药可能为同一患者的病情所需，然而此二药之间不一定具有增减治疗效应或毒害效应的特殊关系。如保和丸中，消食药神曲与清热药连翘同为饮食积滞而有热的病情所需，然而，二药之间却并无增减治疗效应或毒害效应的特殊关系。神曲与连翘之间的配伍“七情”即属单行。

（2）相须、相使

相须、相使是配伍后治疗效应的增强。相须二药之间存在特殊的协同增效关系，彼此相需而不可离。相须二药配伍后的疗效超过二药单味应用的疗效累加之和。

《神农本草经》虽未对相须、相使作具体解释，但序例中明言“当用相须、相使者良”。之所以“当用”，不外可使治疗效应增强或使毒害效应降低（或消除）两种情况。由于《神农本草经》另有“若有毒宜制，可用相畏、相杀者”的说明，可知相须、相使应是配伍后治疗效应增强，对于这一点，历代诸家观点是一致的。相须、相使药对的相互作用使治疗效应增强的机制，主要体现在以下三个方面：一是相加作用，指具有相同药理作用的两种或两种以上的药物合用后的总效应相当于各个药物作用的累加。比如石膏、知母药对，石膏退热快，作用强而短暂，知母退热缓慢而持久，两者结合，退热快，作用强而持久。二是互补作用，指两种或两种以上的药物，治疗同一病症而作用于不同环节，从不同方面共同使终末效应增强。如瓜蒌、薤白药对，瓜蒌祛痰，薤白行气。单用瓜蒌能降血清总胆固醇、扩张冠脉，提高冠脉血流量，增强动物的抗缺氧的能力，单用薤白能抑制血小板聚集，两者相配伍组成的瓜蒌薤白汤通阳散结，行气祛痰，对冠心病、心绞痛有较好的疗效。三是诱导作用，指药物在其并不显示某种药理作用，但能显著促进其他药物的某种药理功能。如臭梧桐配地龙抗惊厥效果较好，臭梧桐本身无抗惊厥作用，可是能增强后者的作用。

对于相须与相使的区别，张廷模认为，将配伍的二药是否同类和是否分主辅作为相须、相使的依据，在理论上是不够严密的。相须、相使的异同在于，这两种配伍关系都是指二药配伍后治疗效应增强，二药之间存在主辅关系。但相须二药之间存在特殊的协同增效关系，彼此相需而不可离，配伍后的疗效超过单味应用的疗效累加。“须”有“要求”“寻求”等含义，也作“需”。以“相须”为名，即主要强调二药在协同增效方面彼此相需。一般来说，只有甲乙二药配伍才能产生这种特殊的协同效应，若以其他药替换甲药或乙药都不会产生这种特殊的协同效应。如全蝎与蜈蚣相须。据报道，全蝎、蜈蚣在抗卡地阿佐引起的惊厥实验中，二药单用，各用1g时，蜈蚣有效，全蝎作用弱或无效，各用0.5g则二者均无效，但二药合用时，各用0.5g即可起效。可见二者之间存在特殊的协同增效作用。

相使是二药配伍，其疗效增强，仅是较单味应用时有所增强，不存在特殊的协同作用，因而并非不可替换。“使”有“支使”“支配”等含义。以“相使”为名，主要强调二药在配合取效时的主辅地位。

（3）相畏、相杀

相畏、相杀有两种情况。相畏、相杀的药对中，有的可能只有甲药对患者产生毒害效应，而其毒害效应能被乙药减轻或消除，其配伍关系为甲药畏乙药，乙药杀甲药毒；还有可能甲乙二药对患者均产生毒害效应，但彼此都能使对方的毒害效应减轻或消除，则其配伍关系为甲药畏乙药并杀乙药毒、乙药杀甲药毒并畏甲药。如具有麻醉作用的中药洋金花和生草乌都有毒。洋金花能导致心率加快，口干；生草乌可导致心跳缓慢，流涎。二药合用相互拮抗，彼此的毒害效应都会降低，可以说洋金花既畏生草乌又杀生草乌毒，生草乌既杀洋金花毒又畏洋金花。

由此可知，二药相畏，被减轻或消除的是毒害效应；二药相恶，被削弱或消除的是治疗效应。理论上说，二者有所不同，不容混淆。然而自宋代开始，有些药对在此文献中称甲药畏乙药，在彼文献中却称甲药恶乙药。如《本草经集注》云：“薯蓣恶甘遂”，“白及畏杏仁”。而《太平圣惠方》却说：“薯蓣畏甘遂”，“白及恶杏仁”。还有的文献，在甲药项下称甲药畏乙药，在乙药条下又说乙药恶甲药。如《本草纲目》《本草从新》《得配本草》中，既称“人参畏五灵脂”，又说“五灵脂恶人参”。

之所以会出现上述相畏与相恶互换的提法，可能是由于“畏”与“恶”在字义上有相通之处，因此导致相畏与相恶互换的混乱现象。（《说文解字》云：“畏，恶也。”恶亦有“畏惧、害怕”之义）但更重要的是，毒性具有普遍性，药物的“能”与“毒”是对立统一的两个方面。《类经·五脏病气法时》云：“药以治病，因毒为能，所谓毒者，以气味之有偏也。”现代毒理学亦认为：“药物的任何作用对健康人和非适应证的人都是有毒作用的；在这种情况下，药物具有毒物的性质。”

由此可见，二药合用，某方面或某几方面作用被削弱或消除，究竟降低的是毒害效应，还是治疗效应，即二药间的配伍关系应属相畏、相杀还是相恶，仅从药物的角度是无法判断的，必须落实到患者的具体病证。如所削弱或消除的作用正是病情所需者，则二药相恶；如不为病情所需，则二药相畏、相杀。基于这种观点，称同一药对既相畏，又相恶，并非混淆了相畏、相恶概念，而是使相畏、相恶概念更加准确，从而使相畏与相恶能严格地区别开来。

由于过去对毒性的认识不足，在讨论相畏、相杀时，将毒性限定在"狭义"的范围，致使能举出的具有相畏、相杀关系的药对不多。另外又使相恶的临床意义变得模糊不清，认为相恶也是一种可以利用的配伍关系；认为方剂中寒热并调、去性取用、攻补兼施、开阖相济、升降相因等配伍都属有意利用相恶以相反相成。须知相恶的实质是二药合用后，会使某方面或某几方面治疗效应降低。说相恶是一种可以利用的配伍关系，等于是说使治疗效应降低是可以利用的，这是不合逻辑的。二药合用，虽然对于A病种来说因削弱的是治疗效应，它们具有相恶关系，但对于B病种来说因所削弱的是可能出现的毒害效应，其配伍关系就不再是相恶，而应属于相畏、相杀。所以，有意利用的不是相恶，而是相畏、相杀。如一般人认为人参恶莱菔子，若用人参治元气虚脱或脾肺纯虚无邪之证而配伍莱菔子，不但补气效果会降低，而且会使正气受到损伤。但对于脾虚食积气滞之证，若单用人参益气，则于积滞胀满之证不利；单用莱菔子消积导滞，又会加重气虚；二药合用则彼此相畏、相杀，相制而相成，有利无弊。故《本草新编》说："人参得莱菔子，其功更神。"

（4）相恶

相恶指合用后，一药或二药某方面或某几方面治疗效应减弱（甚至丧失）的配伍关系。

二药相恶，既可能二药的治疗效应都被削弱，如大黄与赤石脂合用，大黄的泻下作用与赤石脂的涩肠止泻作用相互拮抗，各自的治疗效应都会减弱；也可能只是其中一药的治疗效应减弱或丧失，如大黄与黄连合煎，则主要是黄连的部分治疗效应削弱，疗效降低，而大黄的泻下效果不受影响；并非二药的各种治疗效应全部减弱或丧失，如生姜恶黄芩，只是黄芩的清肺、清胃功效与生姜的温肺、温胃功效相互拮抗而使各自的治疗效应降低，但生姜还能和中、开胃、止呕，黄芩尚可清泄少阳以除热邪，可用在小柴胡汤、蒿芩清胆汤中，用于治疗少阳证胃气上逆的呕吐。

相恶的四类情况：①药性相反，而作用部位相同的药可能相恶。一般来说，清肺药与温肺药、清胃药与温胃药等可能相恶。如干姜恶黄芩，黄连恶吴茱萸等。②作用趋向相反的药物可能相恶。一般来说，止汗药与发汗药、涩肠药与泻下药、利尿药与缩尿药、止呕药与涌吐药等可能相恶。如牡蛎恶麻黄，赤石脂恶大黄，瞿麦恶桑螵蛸，半夏恶皂荚等。③扶正药与祛邪药可能相恶。有的祛邪药在祛邪的同时，可能损伤正气，因而与扶正药相恶。如人参恶莱菔子，薯蓣恶甘遂，沙参恶防己，蛇床子恶巴豆等。④因药物的固有特性（如物理特性、化学特性等）相恶。如二药成分相互反应，产生新物质，而使原有效成分丧失而使疗效降低。

（5）相反

相反为使原有毒害效应增强，或产生新的毒害效应的配伍关系。《本草经集注》七情药例中，涉及相反的药例共19条，除去云母反流水外，其余内容与“十八反”相同。有关“十八反”的研究亦证明，大多数“十八反”组对在特定的病理生理条件下可能发现不利于治疗或不利于恢复生理状态的各种效应，或者是并存于某些疗效的不良反应，乃至使病情加重。

相反是一种广泛存在的配伍关系。凡是二药合用后，使具体病证的不良反应增强，其配伍关系即属于相反。如麻黄、桂枝合用，发汗作用增强，对于气虚自汗证、亡阳证等不宜发汗的病证来说，它们具有相反的配伍关系。

2. 主张七情的相对性

七情中各“情”的含义是固定不变的，但在具体药对中，药物之间的七情关系却可能因多种因素的变化而改变。影响药物间配伍关系的因素主要有以下几方面。

（1）病情

药物的“能”与“毒”必须在药物作用于人体之后才能表现出来。如果不作用于人体，无论药物之间发生了什么反应，起了多大变化，都无疗效或毒性可言。因此，即使二药合用后发生的变化（如化学反应等）是固定不变的，也无法据此确定二药之间的七情关系。二药之间存在什么样的七情关系，只能落实到具体病证才能确定，这是导致二药之间的七情关系存在相对性的主要因素。二药合用，如某些方面作用增强，这对甲病而言，可增强治疗效应，其配伍七情应为相须（或相使）；但对乙病而言，可能增强毒害效应，其配伍七情则属相反。如大黄与芒硝合用，泻下通便作用大大增强，对于阳明腑实、热结旁流等证可使泄热通便的治疗效应增强，因而具有相须关系；但如误用于虚寒便秘或虚寒滑泻，则会使损伤正气的毒害效应增强，其配伍关系即属相反。如二药合用后，某方面作用削弱，这对甲病而言，会使治疗效应降低，其配伍七情应为相恶；但对乙病而言，可使毒害效应减弱，其配伍七情则属相畏、相杀。如干姜与黄连合用，干姜的温中散寒作用和黄连的清胃泻火作用相拮抗，对于单纯的中焦寒证或热证而言，可使治疗效应降低，所以具有相恶关系。但对寒热中阻之证，如单用干姜温中散寒，有助热之弊；单用黄连清胃泄热，又于中寒不利；二药合用，互相制约，存利除弊，可使毒害效应降低，其配伍关系应属彼此相畏、相杀。

（2）剂量

药物之间是否具有某种七情关系，有的与药物之间的用量比例有关。现代研究发现，对大鼠甲醛性关节炎，灌服臭梧桐、豨莶草、鬼针草的煎剂，单味使用时均无效，但当臭梧桐与鬼针草按 1∶1 的用量比例合用，臭梧桐与豨莶草按 2∶1 的用量比例合用时，则出现抗炎作用（相须）。现代研究还发现，具有降血糖作用的知母、人参合用，当其用量比例为 5∶3 时，有一定降血糖作用；人参用量越大，降糖作用越弱，当用量比为 5∶9 时，降糖作用近于消失（相恶）。据报道，甘草与甘遂合用，当甘草用量小于或等于甘遂用量时，可减轻甘遂的毒性（相杀、相畏）；如甘草用量大于甘遂用量时，则毒性增强（相反）。

（3）炮制

炮制也可能影响药物之间的七情关系。现代研究观察到，在四氯化碳所造成的病理条件下，生甘遂粉剂与生甘草煎剂合用制成糊剂，可提高生甘遂的导泻作用，小鼠腹泻者反而易存活（增强治疗效应，应为相须），但炙甘草无此效应，即或同批生甘草按《中华人民共和国药典》的方法蜜制成炙甘草亦然。生甘遂粉剂与炙甘草煎剂合用（制成糊剂），小鼠腹泻率反而降低（降低治疗效应，应为相恶），死亡率相对提高（毒害效应增强应为相反）。

（4）剂型

二药之间具有什么七情关系，有的还与剂型有关。现代研究表明，中药煎煮后产生的沉淀，如混悬在煎液中被服下，大多数是可以被机体利用的，是中药的有效成分。可能在汤剂中，某些药物合用不存在相恶等关系，但制成注射剂后，为了保证中药注射剂的澄清度，药物配伍产生的沉淀必须弃掉，可能削弱或丧失某些作用，因而存在相恶（或相畏相杀）关系。黄连与大黄在煎剂中相恶，但若改作丸、散剂则不相恶。生甘遂粉与生甘草煎剂配伍后，可明显提高甘遂的导泻能力（如为病情所需即为相须，不为病情所需则为相反）；生甘遂煎剂与生甘草煎剂则无此效应。

（5）给药途径

给药途径也是影响临床效应的因素之一。药物间的七情关系可能因给药途径不同而有所不同。据报道，大戟配甘草、芫花配甘草、甘遂配甘草、海藻配甘草、藜芦配细辛、乌头配半夏腹腔注射给药，几乎使受试小鼠全部死亡；同样或相近的剂量经口给药，除甘遂配甘草引起少部分小鼠死亡外，其余均无死亡；芫花配甘草、海藻配甘草、乌头配半夏剂量增加一倍，经口给药仍不引起死亡。如以导致动物死亡为确定相反的指标，则腹腔注射给药，上述药对全部相反；经口给药则多数药对不相反。

（6）入药部位

同一味药，其药材的不同部位所含成分可能存在差异，以致临床效应也不尽相同，因而也可能影响药物之间的七情关系。如藜芦一药，其入药部位古今一直未能统一。首先记载藜芦的《神农本草经》未言其入药部位。《名医别录》谓藜芦“三月采根”。古代本草著作中，根与其根茎都称为根，这里的“根”是否包括根茎不详。但陶弘景说：“根下极似葱而多毛，用之止剔取根。”这段文字说明藜芦的入药部位为根茎（至少包括根茎）。《图经本草》云：“茎似葱白……上有黑皮裹茎，似棕皮……根似马肠根，长四、五寸，黄白色。二月、三月采根阴干。”这里的根，应是指须根。近代，各地所用藜芦的入药部位并不一致，甚至同一地区的不同文献也存在着不同记载。如 1959 年卫生部药政管理局主编的《中药材手册》称：“本品为干燥的根及茎……河北、陕西等地习用地上茎叶。”《全国中草药汇编》称：“以根部或带根全草入药。”1971 年山东医学院附属中医院等主编《中草药加工炮制手册》称用“剪去须根的全草”。而1975年山东省卫生局主编的《山东省中草药炮制规范》又说用“根或根茎”。有报道说，藜芦不同部位的生物碱含量不一，以根茎最多，根次之，叶最低。根茎和根的生物碱含量为叶中含量的20～30倍；以毒性计（小鼠半数致死量LD_{50}），根茎仅为地上部分的0.0538，相差近19倍。人参与藜芦地上部分配伍，呈减毒或解毒效果（相杀、相畏）；人参与藜芦根茎部分配伍则呈增毒效果（相反）。

此外，值得指出的是，虽然药物之间的七情关系存在相对性，但在确定药物间的七情关系时，必须注意准确性。然而，这一点却未得到学术界的足够重视。表现之一是有时使用七情术语不规范，带有随意性。如全国高等医药院校统编教材《中药学》第三版至第六版中，总论部分明确提出“相畏即一种药物的毒性反应或副作用，能被另一种药物减轻或消除”，“在应用毒性药或烈性药时必须考虑选用”。所举药例为“生半夏和生南星畏生姜”。总论部分还明确指出，“十九畏”属于配伍禁忌。然而在各论中属“十九畏”的药物“禁忌”项下，却称“某药畏某药”，如“巴豆畏牵牛”“丁香畏郁金”等，这样的文字表述使“十九畏”与七情中的“相畏”混淆不清。为了使七情理论能更好地指导临床实践和有利于学术交流，使用七情术语必须规范、准确。

3. 肯定“七情”的复杂性

对配伍的两味药物而言，由于中药成分复杂，二药合用后其成分更为复杂，各种成分之间存在着产生多种理化变化的可能。

体外研究发现，中药在煎药和制剂时，常会发生物理和化学方面的变化，导致配伍药物的药效、毒性发生改变。①物理变化。主要表现为药物溶解度的改变和药物之间的吸附聚集。药物的溶解度与配伍药物的种类有关。比如有人研究测定的7个含有石膏的汤剂中的钙浓度，结果发现，大青龙汤中钙含量最高，为50.5mg/100g，木防己汤最少，为18.6mg/100g，相差两倍多。药物的溶解度也与配伍药物的比例有关。比如人参与莱菔子配伍，人参－莱菔子1∶1、1∶3、3∶1煎剂中，人参皂苷Rg_1的含量分别为0.15mg/mL、0.27mg/mL、0.30mg/mL。汤剂中药物的有效成分的含量不同，疗效自然也就不同。②化学变化。药物配伍体外的化学变化更为复杂，主要表现在药物之间发生的氧化、还原、水解、结合等反应，有的产生新的化合物，有的产生沉淀，有的出现变色或变味，有的直接发生降解或分解。比如人参与五灵脂配伍实验中，人参单独煎煮水溶液中形成的沉淀物非常少，数据很难统计。而在人参和五灵脂配伍过程中产生的沉淀物里，可以提取出较多的人参皂苷。表明药物之间发生了化学反应，使得有效成分降低。

体内研究发现，药物配伍之后，由于药物与药物、药物与附加剂等在体内的作用过程，或与受体作用后产生的影响，使得药物在体内的配伍变化表现更为复杂。如在通常情况下，大多数药物在小肠部位被吸收，若配伍药物改变胃排空速率，那么可明显影响配伍药物到达吸收部位的快慢，这样必然导致药物作用速度发生变化。又如，肾脏是药物主要排泄器官，某些药物会通过改变尿液 pH 值或影响药物在体内存留时间，从而导致药效时间发生改变。客观地讲，目前，关于中药配伍对人体生理效应影响研究还非常有限，或者不十分清楚。

对所治病证或患者而言，在疾病方面，不仅不同疾病有不同的生理、病理变化，同一疾病也有多方面生理、病理变化。同一药对不仅对不同疾病的生理、病理变化有不同影响，对同一疾病，药物的七情关系也可能不同。对甲指标而言，它们之间可能存在增效关系（相须或相使）；但对乙指标，它们又可能是减效关系（相恶）；对丙指标而言，可能存在减毒关系（相畏、相杀）；对丁指标而言，又可能存在增毒关系（相反）。当然，对于同一药对而言，不可能七情皆备，但兼有其中几情则是可能的。如附子与干姜在回阳救逆方面相须，但同时附子又畏干姜，干姜能杀附子毒。据报道，大戟与甘草合用，不仅毒性增强，而且其泻下与利尿作用受到明显抑制，二者既相反又相恶。另有报道，用桂枝汤治疗小鼠流感病毒性肺炎有效。拆方研究发现，抑制肺炎方面，芍药的作用最强，大枣次之，大枣同芍药有协同作用；在促吞噬方面，大枣的作用最强，但芍药能拮抗大枣的促吞噬作用，二药既相须，又相恶。

上述中药“七情”的复杂性和相对性具有很强的实用价值。同一药对的配伍关系是与特定证候相对而言的，绝不是固定不变的，是随着用药对象的改变而可变的。如清代陈士铎《本草新编》，于人参项下指出：“人参恶莱菔子。”而于莱菔子项下则指出：“莱菔子得人参，其功更神。”因为人参大补元气，而莱菔子可以耗气，对于元气虚脱之人，并无饮食积滞，若二者配伍，莱菔子会影响人参益气救脱的效果，自然成为“相恶”的关系。假如脾胃气虚又兼气滞脘腹胀满之证，单用人参则不利于食积气滞的治疗，仅用莱菔子消积导滞，则会加重脾胃之虚。

若二者配伍，虽然人参补气之效会受到一定影响，但避免了莱菔子伤及脾胃之弊，二者的配伍关系就成了“相畏”“相杀”。陈氏不愧为医药大家，认识了中药七情的真谛。实际上这种现象是十分普遍的，这种思维方法对于学好用好中药的七情至关重要。

二、中医学方面

（一）提倡知常达变，才能不拘成见

中医药各种教材，一般多言其常，略其变；而临床所见，变化不一。但在实际临床中务必知常达变，才能不为书本所囿，从而提高疗效。例如表证，教材一贯寒热两分，且突出风热者发热较甚、脉浮数之常。实际上风寒者也会发热，甚至“体若燔炭”者也不鲜见，其必然也是数脉。重视其变，对于改变一见发热重就不敢使用辛温方药的时弊，颇为有用。此外，寒热具不显的表证，临床为数不少，故《景岳全书·新方八阵》将解表剂分为温散、凉散和平散三类，颇有创见。为了完善表证治法，张教授指导博士研究生提出并深入研究了“辛平解表治法”及相应的辛温合寒凉的解表方羌蓝汤。

1. 明确辛温发汗透邪与解表的关系

早在《黄帝内经》时期，古人就对表证的治疗方法有不少论述。如《素问·阴阳应象大论》曰：“其在皮者，汗而发之。”《素问·生气通天论》又曰：“体若燔炭，汗出而散。”《素问·热论》认为，各种外感热病皆因于伤寒，前三日病在三阳属表，明确提出“其未满三日者，可汗而已”的治疗原则。可见，当时发汗以透邪外出是治疗外感表证的主要手段和方法，因而解表法在当时即被称为“汗法”。也就是说，发汗就是解表，解表作用的实质就是发汗，这种认识显然在《黄帝内经》，以至《伤寒论》之后，对外感表证的治疗都起着十分重要的作用。

除汉代张仲景《伤寒论》麻黄汤、桂枝汤等典型的辛温解表方外，晋唐时期还常用神丹丸、度瘴散、崔氏行解散等辛热类解表方，这类方多以附子、乌头、蜀椒、吴茱萸、干姜、细辛等辛热之品为主药，更立足于强调发汗取效。但从

《千金要方》和《外台秘要》的记载可知，当时的临床医家已发现此类辛热解表方有时疗效并不理想，甚而产生不少不良反应，故后世多用于散寒止痛，而逐渐少用或不用于解表。

与此同时，随着对外感病认识的深入及医疗实践经验的积累，人们逐步发现，并不是任何表证用发汗法都可取效。在《伤寒论》中就记录了一些虽确属表证但又不宜滥用汗法，尤其是辛温峻汗之品的病证。只是张仲景在书中对这些表证的治疗并未明确地提出具体的治法方药。至唐代王焘《外台秘要》遵《伤寒论》“亡血家不可发汗”之戒，创制葱白七味饮养血解表，方中一则以生地黄、麦冬养血滋阴，二则用葱白、豆豉、葛根以辛散发表，避用峻汗而伤阴血之品，二者合用共奏养血解表之效。可以看出，此类解表方虽仍不离辛散透邪以解表，但都力求避用辛温峻汗之品，而成为滋阴养血解表之剂。

从已有资料来看，最早对《伤寒论》辛温发汗解表法提出异议的医家，当推宋代韩祗和。韩氏在其所著《伤寒微旨论》中明确提出表证有两大类型，必须分别论治：“邪气在表，阴气独有余，可投消阴助阳发表药治之……凡投发表药者，只要消阴胜之气，不务汗多为法”，“邪气在表，阳气独有余，可投消阳助阴药以解表……投解表药，以助阴消阳，非谓求汗出为愈”。对于解表药，亦分为发汗显著的“发表药”和发汗不明显的“解表药”两类，即所谓“发表药者，桂枝、麻黄、荆芥、枣、葱、当归、附子、干姜之类是也”，“解表药者，石膏、甘草、芍药、生姜、豆豉、薄荷、柴胡、葛根之类是也”。

很明显，“邪气在表，阴气独有余”，即表寒证，所谓“发表”大抵相当于辛温解表；“邪气在表，阳气独有余”，即表热证，所谓“解表”大抵相当于后世的辛凉解表。至此为止，解表法已从最初的“解表 = 汗而发之”的认识模式，转变为“发表（辛温解表）——不务汗多为法”与“解表（辛凉解表）——非谓求汗出而愈”的新型认识模式。也就是说，至此的解表既包括了辛温发汗透邪，而又不仅限于发汗透邪。

2. 明确清热解毒与解表的关系

从《伤寒论》开始，在注重辛温发汗透邪的同时，寒凉清热药开始被用于表证的治疗，且随着人们对外感表证认识的不断深入，寒凉清热解毒药物在外感表证的治疗中逐渐受到临床医家的重视。金元以刘河间为代表的“寒凉派”，尤其强调寒凉清热解毒药物在外感病中的运用，指出“六经传受自浅至深，皆是热证”。正如刘氏治疗外感表证常用防风通圣散，方中既有甘寒清热的石膏、滑石，又用苦寒清热解毒的栀子、黄芩、连翘、大黄。明代医家王履，对外感热病的治疗同样注重清热药的运用，只是其认识与前人有所不同。王氏认为温病的病理特点是里热外发，即使有表证，也多属里热郁表所致，其论曰：“世人治温热病，虽误攻其里，亦无大害；误发其表，变不可言，此足以明其热之自内达外矣。”故而主张“法当清里热，佐以解表之法，亦有里热清而表自解者”。王氏这一思想对包括温病学家在内的后世医家产生了较为深远的影响。清代后期温病学家极力主张将苦寒清热解毒之品用于温病初期，反对叶天士、吴鞠通所谓“温病初起，用药宜轻，忌用苦寒”之说，如陆九芝认为“其始即为阳明证”，首选葛根芩连汤为治疗主方，以芩、连之类苦寒清热达邪，并指出“此时唯有苦寒足以去病”，且讥桑菊、银翘轻清之剂“但能愈小感冒，即小风热、小风温而已”。柳宝诒在《温热逢源》中也主张于温病初起，即以苦寒清泄里热，导邪外出，并批评世人专宗叶、吴辛凉轻浅之法。因此，温病初期即重用苦寒清热解毒药物，是清代后期一批温病学家对外感表证治疗的一大显著特征。

现代临床实践中，以银翘散为代表的辛凉解表方，的确广泛用于外感表证的治疗，但临证之时，临床医生常常在处方中加入一些诸如黄芩、栀子、大青叶、板蓝根等苦寒清热解毒之品，如此处方，应之临床，往往疗效卓著。纵观近40年临床常用的治疗感冒及其他表证新组方的中成药来看，其中常见在辛温解表方中加入辛凉和寒凉清热解毒之品，如治疗风寒感冒的“感冒清热冲剂”，就是在辛温解表药中加入薄荷、柴胡、紫花地丁、芦根等辛凉、寒凉清解之品；在“午时茶”中也加入连翘等凉解药。在治疗风热表证的方中更是加入了大量的清热解毒药，如解热感冒片中配合蒲公英、黄芩、紫花地丁、玄参等清热解毒之品。甚至还有一些治疗感冒的中成药，基本不用解表之品，如《新编中成药手册》感冒退热冲剂，即由大青叶、板蓝根、连翘、拳参4味清热解毒的药物组成；抗病毒冲剂用板蓝根、忍冬藤、山豆根、鱼腥草、重楼等清热解毒之品；再如《百病中医集验高效良方》之鸭跖草汤（鸭跖草、连翘、金银花、板蓝根、桔梗、甘草）、银翘板参汤（板蓝根、金银花、连翘、玄参、蒲公英、黄芩、虎杖等）。显然在现代临床中这种重视清热解毒的趋势并不是偶然的。一方面，它是建立在总结无数医家经验的基础上，是有着确切临床疗效的。另一方面，结合现代医学认识来看，无论单纯的伤风感冒，还是在其他感染性疾病的早期，其根本都是病毒、细菌等病原微生物侵犯人体所致，因此其治疗就不能完全着眼于发汗退热，必须使用对病原微生物及其所引起的病理改变有直接或间接作用的药物。而现代药理研究已经表明，清热解毒药具有较强的抗病原微生物、抗细菌内毒素作用，以及显著的解热和抗炎作用。因而无论是从对因治疗还是对症治疗的角度看，使用清热解毒药对表证的治疗都具有较强的针对性和优势。

由以上可以看出，对表证治疗中寒凉清热解毒药物运用的认识，虽然古今医家各执不同的理论见解，但其强调寒凉清解或清热解毒药物运用的事实，最终如一。

3. 主张辛散透邪配伍寒凉清热解毒的现代解表组方原则

事实上，汉代张仲景所用解表方，就并非一派温热，尚可见到辛温合寒凉配伍的方剂。如《伤寒论》的大青龙汤，即是以麻黄、桂枝等辛温发汗之品与寒凉清热之石膏相配伍，共奏发汗解表除烦之功。这种辛温合寒凉的配伍形式，对后世医家创制大量辛温合凉解的解表方，无疑是一个良好的开端。晋唐时期，针对外感表证的治疗，涌现出大量辛温合寒凉清热解毒的方剂。如《肘后方》葛根解肌汤，治疗伤寒、时气、温病一二日者，药用葛根、麻黄、芍药、大青叶、石膏、黄芩等；黑奴丸（又名水解丸），治伤寒五六日，胸中大热，口噤者，药用麻黄、大黄、黄芩、芒硝等。由此可知，晋唐医家在运用辛温解表药的同时，已经十分注重诸如石膏、黄芩、栀子、大青叶等甘寒和苦寒的清热解毒药物在表证治疗中的运用。当然，当时的这种用法部分是针对表证中表里同病而设。宋代医家庞安时赞同前人辛温合寒凉清解的立方旨意，并对这种配伍用药赋予自己的认识和理论阐发，曰："凡发汗以辛甘为主，复用此苦药者何也？然辛甘者，折阴气而助阳气也。今热盛于表，故加苦以发之。《素问》云："热淫于内，以苦发之故也。" 清初医家喻嘉言对病之在上焦者，明确提出了"升而逐之，兼以解毒"的治疗原则，从而把邪气在表的治疗概括为辛散透邪与寒凉清热解毒两大方面。而将这一逐秽解毒的治疗思想具体运用于临床的，正是叶、薛、吴、王等温病学大家。如吴鞠通《温病条辨》，创制银翘散为辛凉解表之代表方，方中一则选用荆芥、薄荷等辛散透邪之品，二则重用金银花、连翘，并以此二药命定方名，且称

“银翘散败温毒”。

纵观历代医家对解表方药运用的发展过程，大体是从单纯的辛温发汗透邪，或辛温合少量寒凉，到辛温合大量寒凉清解，或辛凉宣散合寒凉清热解毒，以至近年来临床上尤其注重清热解毒药物的运用和姜氏“截断”理论的提出，都充分说明在古今医家对解表法的认识中存在着从强调辛温发汗透邪到强调寒凉清热解毒这一发展趋势。

但须指出的是强调解表法中清热解毒药物的应用这一事实，并不意味着可以忽视或否认辛温发汗、透邪解表的作用。首先，对表证的治疗，促使腠理毛窍开泄以使邪有外达外透之机，始终是一个重要的治疗原则。事实上，从张仲景《伤寒论》之辛温解表到清代温病学之辛凉解表的盛行，辛散透邪的方法是贯穿始终的。只是就其辛散发汗透邪之力量强弱而言，辛温之品远较辛凉之品为强。因此，辛散尤其是辛温发汗透邪，不是单纯的寒凉清热解毒药或辛凉之品能替代的。其次，解表方中辛散或辛温发散药物的使用，还可防止重用寒凉清热之品郁闭气机或凉遏闭邪之弊。正如清代温病学家杨栗山所谓：“扬之则越，降之则郁，郁则邪火犹有，兼以发扬，则炎炎之势皆烬矣。”再者，现代研究还认为，表证的产生通常与机体受凉有关，寒凉刺激作用于呼吸道黏膜，引起局部血管收缩，缺血，抵抗力降低，使原先存在于上呼吸道的病原体乘机侵入黏膜上皮细胞生长繁殖，导致感染性炎症而出现许多临床症状。辛温解表药，一则具有较强的发汗作用，能使汗腺兴奋，活动增加，有利于机体祛寒、散热；二则对机体的非特异性免疫功能有较明显促进作用，有利于机体抵御外邪的侵袭。这些药理作用特点与一般的辛凉解表药或清热解毒有所不同。

张廷模教授对解表理论有深入的研究。其一，在大量古今文献的基础上，立足于历代医家对表证治疗用药的临床实际，对解表用药的规律进行了较为深入的探讨，系统分析了辛散透邪与寒凉清热解毒在表证治疗中的地位和作用。他认为单用辛温者虽发汗透邪力强，但易助热伤阴；单用辛凉、寒凉者，虽能泄热解毒，但表散之力不足，又易致寒凉冰伏或寒凉伤阳。最终阐明了辛温与辛凉或寒凉清热解毒药相互配伍，已成为现代解表方的重要组方原则，体现了解表方药的用药规律，是表证治疗获效的关键。同时，对表证寒热的辨别进行了一定程度的探讨。其二，又从表证的发病规律、临床表现入手，提出非寒非热型表证的客观存在，突破对表证非寒即热，以及解表囿于辛温和辛凉解表的固有认识，提出了辛平解表理论在外感表证治疗中的地位和作用。

在临床实践中，尤其强调辛平解表对于儿科外感的重要性。由于小儿稚阴稚阳之体，外感变化较成年人迅速，辛温容易助热伤津，苦寒容易伤阳和冰伏邪气；加之儿童对于中药不良口感的依从性差，防风、葛根、薄荷、柴胡等辛平解表药，滋味淡薄，尤为适合，往往可获捷效而无偏颇之虞。因此，张廷模教授临床的患者中，小儿外感占有较高的比例。

（二）强调阴阳两分，应知名同实异

众所周知，阴阳学说是中医药学理论基础，但“阴阳无所不指而又无所定指”“以精气分阴阳，则阴阳不可离；以寒热分阴阳，则阴阳不可混”的至理名言，往往被忽略。如若离开了具体阴阳理论的“定指”，便会失之千里。例如，张景岳所说：“善补阳者，必于阴中求阳，则阳得阴助，而生化无穷；善补阴者，必于阳中求阴，则阴得阳升，而泉源不竭。”这是以“以精气分阴阳”而立论的。而目前临床的阴虚证与阳虚证，补阴方药与补阳方药，则是以寒热两分的，不能机械地套用。温补助阳药与清补养阴药是不宜混用的。张景岳说：“善补阳者，必于阴中求阳。”是以精气分阴阳。这是从物质和功能的角度来讲的，补阳药更多的是振奋的功能，功能振奋了，要消耗更多的物质，那么此时“阳中求阴”，这里的阴主要指的是精气，更主要的是指的肾精。其实就是说在补肾阳的同时，要及时地补充肾精，提供物质基础，也就是前人说的不能让火起锅干。因为功能振奋了，消耗精微物质更多了，好像汽车跑得快，功能增强了，燃料就要耗得多，要及时地补充，要有更多的物质基础作为保证，尤其是一些温燥的补阳药尤其如此，所以要和补精血的药同时使用，这是张景岳的本意。另外也适合于气血，阳生阴长，在补血的时候，适当地配伍补气药。但不等于使用所有的补阳药，都要加一点清补的药；善补阴者必于阳中求阴，也绝对不是在补阴药当中，一定需要再加一点补阳药。要准确理解和运用该理论，一定要仔细阅读张景岳的原著。

为纠正其乱引误用，张廷模教授一再重申这一观点。经整理，文献中出现的“补阴药”有三类：一是基于以精气分阴阳理论概括的补阴药，如偏于温性的熟地、山茱萸、菟丝子等；二是基于以寒热分阴阳的理论概括的补阴药，如寒性的麦冬、生地黄、龟甲等；三是基于《藏气法时论》五脏苦欲补泻概括的补阴药，如文献中所言苦参、黄柏、秦艽等的“补阴”。张廷模教授首次厘清了诸多素有争议的是非，认为上述争议的产生，主要是因为对“补泻”和“阴阳”的认识不同，而这种不同认识又来源于三种不同的中医药理论体系。

中药的“补泻”理论，除《素问·三部九候论》“实则泻之，虚则补之”这一“虚实补泻”理论外，尚有“五脏苦欲补泻”理论。该理论源于《素问·藏气法时论》。论中指出：“肝欲散，急食辛以散之，用辛补之，酸泻之……心欲耎，急食咸以耎之，用咸补之，甘泻之……脾欲缓，急食甘以缓之，用苦泻之，甘补之……肺欲收，急食酸以收之，用酸补之，辛泻之……肾欲坚，急食苦以坚之，用苦补之，咸泻之。”后世医家在此基础上阐发了五脏的苦欲补泻，其中最有成就及影响的当推张元素。他将《素问》五脏苦欲补泻理论与具体药物联系在一起，列举了苦欲补泻药例。如其《医学启源》中说：“肾欲坚，急食苦以坚之，知母；以苦补之，黄柏。”继张氏隅举药例后，其弟子李东垣又从脏腑四时生理特性的角度，对脏腑苦欲补泻进行补充阐发，认为：“肾膀胱，味，苦补咸泻；气，寒补热泻。”并在《东垣试效方》中作“药象图说”，图示“肾沉藏”，以“苦寒补”，列举药物有黄芩、黄连、黄柏、大黄、苦参、防己、葶苈。其后王好古《汤液本草》之“五脏苦欲补泻药味”，李时珍《本草纲目》之“五脏五味补泻”均收录了张元素所举药例，从而进一步扩大了该理论的影响。

明代张景岳《类经》、缪希雍《本草经疏》、李中梓《医宗必读》及清代景日昣《嵩厓尊生书》等，对五脏苦欲的缘由做了许多解释和补充。如张景岳说：“顺其性者为补，逆其性者为泻。”缪希雍说：“苦欲者，犹言好恶也。违其性，故苦，遂其性故欲。欲者……即补也，苦者……即泻也。补泻系乎苦欲。”这就说明了“苦欲补泻”之补泻，与“虚实补泻”之补泻是来源于不同理论的概念。其所谓“补”，是指顺其脏腑之性而言，即药物功效顺应当时脏腑生理状况并符合当时脏腑病理需要时，视之为补，否则即为泻。这就能解释黄柏、苦参等现代看来并无“补阴”功效的药物，何以不少医家言其有“补阴”之功，也能理解东垣将黄连、黄芩、大黄等列为“苦寒补肾”类药物的用义，而站在不同“补泻”立场的争议也可自然冰释。

“以精气分阴阳，则阴阳不可离。”在中医学中，“阴阳”的概念虽是明确不移的，但阴阳所指则是变动不居的。诚如朱丹溪在《局方发挥》中说：“阴阳二字，固以对待而言，所措无定在。或言寒热，或言气血。”当以阴阳代指“阴精”与“阳气”时，则阴阳二者密不可分。这就是古代哲学中的“元气”说或“精气（有时亦单称“精”）”说。如《论衡》：“元气未分，混沌为一”，“人之所以生者，精气也”。《圣济经》对此表述为：“觉此而冥焉者，合阴阳于一德，知此而辨焉者，分阴阳于两仪。”张景岳说：“盖阴不可以无阳，非气无以生形也；阳不可以无阴，非形无以载气也……此所谓元阴、元阳，亦曰真精、真气也。”徐灵胎在《杂病源·阴阳》中说：“道产阴阳，原同一气。火为水之主，水为火之源，水火原不相离也……其在人，即元阴元阳，即先天之元神元气也。”张景岳更明确指出：“以精气分阴阳，则阴阳不可离。”当依据这一理论来认识药物“补阴”功效时，则所谓补“阴”，实指补阴阳混沌为一之“精”，即肾中“元阴”。这既是“善补阴者，必于阳中求阴”治则的立论依据，也可据此理解何以“温”性药，如熟地黄、制首乌之类也可补“阴”，从而消除了以“阳（温）药补阴”在理论上枘凿不合的问题。至于将枸杞、菟丝子之类阴阳双补之药，列为补阴或补阳药，更不难理解了。而其他药如鹿茸、海狗肾之类既补阳又益精之药也可作如是观。

“以寒热分阴阳，则阴阳不可混。”在中医理论中，当以阴阳分指寒热时，则是以寒热作为阴阳的病理表象。即阴阳消长失去平衡时，人体就表现出寒热的症状。这就是《黄帝内经》所谓“阳虚则外寒，阴虚则内热”，“阳胜则热，阴胜则寒”。因此在中医认识和治疗疾病过程中，十分重视对“阴阳”的辨证。如张景岳说：“阴阳既明，则表与里对，虚与实对，寒与热对，明此六变，明此阴阳，则天下之病，固不能出此八者。”（《景岳全书·传忠录》）在治疗上，对“阴虚内热”之证，则应“壮水之主，以制阳光”，不能以温性之药助阳损阴，而应据“证有阴阳……药有阴阳”（《景岳全书·阴阳篇》）合理用药。这就要求对阴阳寒热的辨证不可差谬。为此张景岳在《类经》中将这一理论总结为“以寒热分阴阳，则阴阳不可混”。

根据这一理论认识药物“补阴”功效时，认定的是药物对“阴虚则热”证候的治疗作用。因此，其补阴实为“滋阴清热”，药物性味自然应是甘寒或咸寒为主。这可以说是《中药学》教材“补阴”药为何实为“清补”药的理论所本。虽然“清补”并不能等同“补阴”，但因约定俗成，已被广泛接受。

（三）主张领悟前提，方可洞悉真谛

古代文献的载体是竹简、木简或丝绸，其字符容量很小。所以，记载的内容一般只有结论，不可能细说其前提与过程。这给后人准确理解造成不便。张廷模教授在长期学习文献的实践中，深感领悟中医药理论相对前提的重要性。例如，中医药人士熟知的“汤者荡也，丸者缓也”是有前提的，并不适用于所有的中药。只有对于有效成分水溶性好的药物才能成立，并不具有普遍性。粉末饮片是中药饮片不可缺少的部分，具有重要的临床意义，同时也具有巨大的社会价值和经济价值。然而在现有的药政管理中，缺乏应有的措施和法规，制约了相关产业的发展。为此，张廷模教授力推粉末饮片的发展，意在保证疗效，节约药材，培育新兴产业，不失为利国利民之举。

1. 明确粉末饮片使用的理论依据和法定依据

粉末饮片历史悠久。早在2000多年前，成书于秦汉时期的我国第一部药学专著《神农本草经》就指出：“药性有宜丸者，宜散者，宜水煮者，宜酒渍者，宜膏煎者，亦有一物兼宜者，亦有不可入汤酒者，并随药性，不得违越。”因其科学性强，实用价值大，2000多年来，一直是确定中药复方剂型和饮片状态的重要依据。其中所说的“散”，既是一种剂型，也是饮片。也就是说，将中药加工为粉末使用，对于制剂而言，则为散剂；对于饮片而言，则是粉末饮片。饮片是由中药材加工炮制而成的，可以直接用以制备各种制剂。饮片可以是固体状的，也可以是半流体或液体状的（如饴糖、蜂蜜、竹沥）。固体饮片，可以是片状、块状、节段状、颗粒状，也可以是粉末状，如《伤寒论》十枣汤，以十枚大枣煎汤送服甘遂、大戟与芫花的粉末饮片；《温病条辨》三仁汤、《温热经纬》甘露消毒丹等复方，以水飞滑石与豆蔻、杏仁、茵陈诸药同煎，其中，水飞滑石也是极细的粉末饮片。饮片一般是由单味药材制备而成的，但也可以是由复方组成的，如神曲、芜荑等。由上可见，粉末饮片可以直接用药汤或开水送服，也可以包裹后与他药同煎。这样的用法自古以来一直如此，今天不仅不可偏废，因其社会效益和经济效益巨大，利国利民，而且值得进一步开发和推广利用。

正如《神农本草经》所言，散剂或粉末饮片的选择，是由中药的“药性”决定的，而且在临床用药之际“不得违越”。众所周知，饮片主要是为汤剂而制备的，是否将其加工为粉末状，首先要考虑药物有效成分的水溶性和受热后的稳定性，同时还要注意药物在汤剂中的利用率和价格等方面的因素。一般说来，只有所含有效成分水溶性良好，而且耐热的饮片才可以入汤剂。对于有效成分不能溶于水，或有效成分煎煮受热后容易挥发、容易破坏的药物，必须使用粉末饮片。对于名贵、珍稀、濒危的动植物药，一般应该直接服用其粉末饮片，这样可以节约药材2/3，既可提高利用率，又可明显降低药费，更能有效保护资源，实现中药有限资源的可持续利用。对于有效成分水溶性不太好，或受热后有一定影响的药物，应当大力提倡使用粉末饮片，这样可以提高利用率，从而减少药物的用量；对于质地坚硬的矿物、动物骨角，或难以切制的植物药，采用粉末饮片包煎，能提高利用率，减少煎煮时间，节约能耗，并且增加药汤中悬浮的微粒数量（因为汤剂的煎液不是溶液，而是混悬液），保证疗效的发挥，这些药物也比较适合使用粉末饮片。

品种确定的法定依据：饮片企业生产的粉末饮片，应根据《中华人民共和国药典》2020年版一部“用法与用量”项下规定可以“碾粉”使用的品种，以及“炮制通则”关于“其他不宜切制者，一般应捣碎或碾碎使用”的规定，使之有法可依。

粒度确定的法定依据：粉末饮片的粒度，应根据《中华人民共和国药典》2020年版一部“凡例”三十八条规定，中药粉末粒度分为最粗粉、粗粉、中粉、细粉、最细粉、极细粉，结合各品种的特点及相关用法，选择“细粉”“最细粉”或“极细粉”；如果要加工为细胞破壁的“超微粉”，应当提供其安全性和有效性的依据。

企业单味中药粉末饮片的生产资质：为了有序发展，便于监管，保证质量，粉末饮片的生产企业必须是合法的饮片生产企业，同时粉末饮片车间必须获准药品生产质量管理规范GMP认证。

质量标准的依据：由于《中华人民共和国药典》仅规定了中药的药材名和饮片名，没有规定粉末饮片的通用名称，也没有规定相应的“性状”“粒度”等有关质量标准。生产企业获得生产单味中药的粉末饮片资质后，应投入财力和人力进行研究，拟定全部粉末饮片的质量标准，并得到相关药品监督部门的认可，以便监管。

2. 明确适合打粉的常用中药

适合制备为粉末饮片的常用中药大致有以下 7 种情况，具体原因往往相互交叉，不能严格区分，其归属的理由也为深究，只是仅供参考。

①有效成分不溶或极难溶于水，不能或不宜入汤剂的中药，如：

琥珀、乳香、没药：主要有效成分是树脂和挥发油，前者不溶于水，后者煎煮时易挥发。

蛤蚧：主要有效成分为肌肽、胆甾醇等，水溶性差，历来多作散剂，如《卫生宝鉴》人参蛤蚧散等。

穿山甲：所含挥发油、肽类、角蛋白等成分，不宜做汤剂，历来多作散剂服用，如《妇科大全》穿山甲散、《本草纲目》涌泉散等。

青黛：本身是从水中析出的加工品，各种成分基本不溶于水。

赤石脂：主要成分为含水硅酸铝及多种矿物类氧化物，本身又属于吸附性止泻药，适合吞服细粉。

禹余粮：主要成分为碱式碳酸铁，与赤石脂相似，属于吸附性止泻药，适合吞服细粉。

血余炭、棕榈炭：主要有效成分为炭素，水溶性差，粉末又有吸附止血作用，历来多作散剂。

甘遂、大戟、芫花：主要有效成分是不溶于水的苷类、树脂类，用以逐水，自《伤寒论》开始一直使用粉末饮片吞服。

②主要有效成分为挥发油，最宜作散剂冲服，入汤剂药效会明显受到影响的中药，如：

麝香、冰片、苏合香、安息香：有效成分受热破坏或挥发，历来强调不能见火，不能入汤剂；半流体状的苏合香多入丸剂或酒剂。

沉香、豆蔻、砂仁及木香、肉桂、丁香、小茴香、胡椒等大多数芳香性的药物：主要有效组分为挥发油，煎煮时很容易挥发。

蔓荆子：主要有效成分为挥发油，且为种子类药材，质地轻浮，不便煎煮；习惯炒至果壳破裂后入汤剂不尽合理。

③有效成分不耐高温，入汤剂容易破坏的中药，如：

全蝎、蜈蚣：活性成分马氏钳蝎神经毒素为肽类物质，受热易破坏，其他有效成分亦难溶于水，历来不入汤剂。

水蛭：水蛭素等活性成分，受热易破坏，历来极少入汤剂。

牛黄：历来只入丸、散剂。

蟾酥：主要有效成分蟾毒配基类、蟾蜍毒素类受热易破坏，历来多入丸、散剂。

紫河车：所含多种激素类、酶类，不宜煎煮。

鸡内金：所含健脾消食的成分为促胃激素，受热即失去活性。

麦芽、稻芽、粟芽：所含健脾消食成分淀粉酶，受热即失去活性。

雷丸：所含驱虫有效成分雷丸素为蛋白酶，受热即失去活性。

钩藤：所含降血压有效成分钩藤碱，受热容易失去活性。

④名贵、珍稀、濒危物种，吞服粉末可以节约药材，降低药费，又有利于保护资源的中药，如：

人参：煎服每日 3 ～ 9g，研末吞服 1 ～ 2g。

西洋参：煎服每日 3 ～ 6g，研末吞服 1 ～ 2g。

三七：煎服每日 3 ～ 9g，研末吞服 2 ～ 3g。

鹿茸：历来多研末吞服。

海马：历来多研末吞服。

珍珠：历来多研末吞服。

冬虫夏草：煎服每日 6 ～ 10g，研末吞服 1 ～ 2g。

石斛：煎服每日 6 ～ 15g，研末吞服 2 ～ 6g。

藏红花：历来多研末吞服。

血竭：历来多研末吞服。

川贝母：煎服每日 3 ～ 9g，研末吞服 2 ～ 3g。

天麻：煎服每日 6 ～ 10g，研末吞服 2 ～ 3g。

羚羊角：煎服每日 3 ～ 6g，研末吞服 0.5 ～ 1g。

⑤多作汤剂，但加工为细粉包煎，既可缩短煎煮的时间，又可增加溶出物或悬浮物的中药。中药汤剂不完全是溶液，往往悬浮有粉末状药物颗粒，有研究发现白虎汤加粳米煎煮会大大增加石膏细末的悬浮量，从而增强其清热泻火之力；这些药物粉碎后煎煮，可以提高利用率，其日服用量也会明显减少，宋代兴盛的

煮散剂就是根据这一原理和经验形成的。煮散是将药材预先制备为粗颗粒，配方后再煎煮服用，其历史功绩值得肯定。如：

石膏：生石膏主要成分为含水硫酸钙。

磁石：主要成分为四氧化三铁及氧化亚铁、三氧化二铁，醋制后生成少量醋酸铁。

赭石：主要成分为三氧化二铁，醋制后生成少量醋酸铁。

石决明：主要成分为碳酸钙、磷酸钙及微量元素，煅后主要为氧化钙。

珍珠母：主要成分为氨基酸及碳酸钙、磷酸钙等，煅后主要为氧化钙。

蛤壳：主要成分为碳酸钙，煅后主要为氧化钙。

牡蛎：主要成分为碳酸钙、磷酸钙，煅后主要为氧化钙。

龙骨、龙齿：主要成分为碳酸钙、磷酸钙，煅后则为氧化钙。

龟甲：主要成分为角蛋白、骨胶原、动物胶、氨基酸、碳酸钙、磷酸钙及微量元素等。

鳖甲：与龟甲相似。

⑥汤剂、散剂均宜，但更宜作散剂的中药，如：

白术、苍术、厚朴、佛手、羌活、独活、白芷、防风、吴茱萸、川芎、姜黄等：所含挥发油为有效组分之一，或含水溶性差的香豆素类成分等，散剂优于丸剂。

大黄、芦荟：所含泻下作用的蒽醌类有效成分不耐热，且汤剂很难掌握服用量；习惯泡服，既麻烦又难掌握服用量。

芒硝：水溶性强，汤剂很难掌握服用量，习惯以散剂冲服。

决明子：所含泻下作用的蒽醌类有效成分不耐热，入汤剂很难掌握服用量；所含润肠通便的脂肪油难溶于水。

茯苓：入汤剂利用率低，且煎煮时间较长，费时耗能。

海金砂：质地轻浮，煎煮不便，容易逸失。

酸枣仁：本品为养心安神药，所含大量非水溶性的脂肪与滋养作用密切相关。

延胡索：本品活血止痛的主要成分是生物碱，其水溶性不强，散剂的疗效优于汤剂；而且散剂的服用量可以减少一半。

白及：本品内服主要用于上消化道出血，大量临床实践证明散剂的疗效优于汤剂。

⑦汤剂、散剂均宜，但各有所宜的中药，如：

葛根：升阳止泻等有效成分水溶性较好，宜作汤剂；通利血脉的有效成分是醇溶性的，不宜作汤剂。

何首乌：润肠通便成分是水溶性的，而补虚成分大多不易溶于水。

银杏叶：止咳平喘成分可溶于水，活血化瘀成分则溶于醇。

三、教学方面

（一）为人师表

张廷模教授长期坚持在教学第一线，注重教书育人，为人师表；工作兢兢业业，关爱学生，平易近人；教学中因材施教，深入浅出，又富有创新；其教学认真，始终贯彻素质教育于教学的各个环节，密切结合中药的生产和临床实际，激发学生的学习热情和创新思维，拓宽学生的学术视野，不少校内外学生认为"听张老师讲课是一种享受"。在成都中医药大学的教学监控考核评价中，历年来一直是全校学生参评率和得分最高的教师，2009年在校学生会组织的活动中被评为"最受学生喜爱的教师"，也是学校的师德标兵。2016年当选首届全国中医药高等教育教学名师，这是中华人民共和国成立以来国家首次开展此类评选表彰。

2004年，张教授被国家中医药管理局遴选为"中药学课程示范教学师资培训班"主讲人，为全国近20所中医药院校教师讲授中药学，录制的光盘（100学时）一直公开在教育部的网站上，在同行中广为流传，受到中药学教师们的极大欢迎。对推动中药学教学质量的提升，起到了很好的示范作用，为中医药院校中药教师教学水平的提高做出了重要贡献。对于交流个人学术思想、技术经验，也起到了巨大作用。

张廷模教授担任中华中医药学会中医基础理论分会顾问。在每年的年会上，先后就中药功效记述中的不完整性、从藏医药思考中医药、粉末饮片与临床应用、科学评价中药安全性、从金银花与山银花之争看中医药文化的传承等内容做专题报告，在学会内影响很大，评价很高。

2011 年，张教授被推荐为国家中医药管理局“全国优秀中医临床人才研修项目”学习班（杭州），主讲“《神农本草经》新读”；2011 年，在江西中医药大学专题报告《中医药理论表述中的相对性》；中国药学会高峰论坛主题发言《如何正确认识中药的毒性》；泸州医学院建校 60 周年学术研讨会专题报告《中药药性理论的相对性》。近年来，应邀为四川省中医药科学院附属医院、重庆市中医协会、四川省中医内科学会及老年病学会、南充市中医院、广安市中医院、达州市中医院、崇州市中医院授课。以上讲座以其明显的创新性和实用性受到好评，对于传承中医药学术，产生了积极影响。

多次应邀到国内外讲学，使其学术经验广为传播。

（二）教学创新

《中药学》因其内容多，涉及面广，系统性、规律性和可读性不强，数百年前就有人将其认定为中医药学科中“最能使人入寐入睡”的读物，在现代也普遍认为是教学难度大、补考率高的课程。张廷模教授在 30 余年的教学实践中，一直坚持在课堂讲授第一线，逐渐总结出“以药物功效为核心，进而与学生互动，启发以之上推性能，下联主治，并分析其证候禁忌等有关知识点”的中药学教学思路。这一教学思路抓住了重点，又能举一反三，也可引导学生将中药基本理论应用于具体药物的学习中。这种中药学教学思路独具一格，容易激发学生的学习兴趣，收到了执简驭繁、事半功倍的教学效果。

在实际教学中，张廷模教授注重实现学生的自主学习、合作学习和探索学习，教师只是充当引导者的角色，引导学生寻找、搜集和合理应用学习资源；帮助学生设计恰当的学习活动，发现其所学知识的意义；养成学生对学习过程和结果进行评价；提高学生分析问题和解决问题的能力，同时，也引导学生思考《中药学》存在的不足，并提出相应的解决办法，有利于中医药创新性思维的培养。张廷模教授经常事先安排内容和方法，要求学生认真准备，每次轮流练习备课、讲课，然后老师再答疑、点评和补充，也收到了很好的效果。

该教学方法详细介绍于所编著的《中药学学习指导》（上海科技出版社出版）、《中药学自学辅导》（中国中医药出版社出版）、普通高等教育“十一五”国家级规划双语教材《中药学》（高等教育出版社出版）和《临床中药学讲稿》（人民卫生出版社出版）等书中；还由人民卫生出版社出版视频，“卫人网”用以指导全国执业药师资格考试。该教学模式也被同行认可并采用，深受学习中药者欢迎。

附:《浅谈〈临床中药学〉的教、学方法》摘录

广义的中药学是与中医学并列的一级学科，一切与中药有关的理论、知识和技术，都属于中药学的范畴，其中包括了专门研究中药基原、鉴定、化学、炮制、制剂、药理及临床应用等二级学科。狭义的中药学，既是中医学的一门二级学科，也是中药学的一门二级学科，是以临床安全、有效和合理使用中药为目的，主要研究和介绍中药理论及中药性能、临床应用知识的学科。为了与广义的中药学相区别，目前将狭义的中药学称为临床中药学。

临床中药学是沟通医学与药学，使中医理、法、方、药成为一个有机整体的桥梁，也是联系中药学各二级学科，使之分别以中药效用为核心开展深入分化研究并不断综合发展的纽带。本课程在基础理论与临床学科之间承前启后。明代著名的医药学家陈嘉谟将中医基础和临床知识比喻为人的一只眼，将中药学知识比喻成另一只眼，无论哪只眼弱化和缺失，都不可能成为合格的临床医师，更谈不上成为一代名医了。

由于中药品种众多，性能功效互异，配伍变化复杂，历来认为临床中药学不好学，如《本草备要》就说：“本草一书，读之率欲睡欲卧。”虽然现在的临床中药学，在系统性、规律性和可读性等方面，比清代初年已有极大改变，但其内容更加丰富，信息量更大，只用几十学时讲透、学好数十万字的教材，光有认真还不行，教与学的方法尤为重要。《吕氏春秋·诬徒》说：“视徒如己，反己以教，则得教之情也。”把自己放在学生的地位上来教学生，设身处地地设计教学方案，学习的重点即讲授的重点，讲授的方法即学习的方法，使教与学密不可分。并做到诱导而非牵拉，勉励而不推促，启迪而弗直答，有趣而不枯燥，即《礼记·学记》所谓“道而弗牵，强而弗抑，开而弗达”。示初学者以津梁，从而使教学达到事半功倍之效。

中药是在中医理论指导下认识和使用的药物，牢固掌握中医基础理论，是学好临床中药学的先决条件。除此之外，还应当注意：

①处理好与相关课程的关系，抓住自身要点，循序渐进

为了体现临床中药学的完整性和实用性，在教材中涉及了大量其他课程知识，教学时应将这些内容分辨清楚，抓住临床中药学的重点，狠下功夫，牢固掌握。对于其他课程内容，不可能、也没有必要在学习中药学时一把抓住，否则顾此失彼，事倍功半。

药物的应用部分，是初学中药时觉得最为繁杂难记，又最易混淆的内容，这主要是未能处理好各课程内容的关系而造成的。其中，各种适应病证的具体临床表现及其病因、病机、辨证论治原则等，有的要结合《中医基础理论》和《中医诊断学》去理解记忆，有的则待日后在临床学科中学习。为便于说明药物的应用情况而列举的有关方剂，则为《方剂学》的重要内容，学习药物时不必记忆各方的组成、功用及方义特点，否则就混淆了临床中药学和方剂学的区别。

临床中药学的内容，不但与其他中医课程相互交叉，而且自身的课程内容，也前后交叉。如在解表药中，其配伍就涉及后面的补虚药、理气药、清热药、化痰药与止咳平喘药等。而且一味中药又有多种功效。但在学习解表药时，只应着重掌握各药解表的特点，而对桂枝的温阳、香薷的化湿等，不可能在该章的学习中一次到位，只有通过日后有关章节的学习和复习比较，才能真正弄清其功效含义、作用特点和应用规律。这是一个不断积累、逐步深入、循序渐进的过程。

这样分解后，临床中药学本学科的核心内容就显现出来了，而且这部分内容并不太多，也不繁杂，其总字数还不到教材的5%。在中药学知识中，还要期于实用，与时俱进，摈弃诸如贯众驱虫、麝香下胞衣等内容；淡化土茯苓治梅毒、半边莲治蛇伤之类功用。这样，就容易学习和掌握了。

②学好章（节）概述，是掌握各类药物共性的关键

临床中药学各论章（节）的概述，是以该类药物的功效为核心概括出来的共性。理解和掌握了这些内容，就抓住了各类药物具有的普遍性规律。在讲授、学习该类具体药物时，只需比较差异，了解个性。避免了相同内容重复，可以收到执简驭繁的捷效。

在概述部分，要求掌握各类药物四方面的共性。

一是功效与主治。概述中介绍的功效与主治，是决定这些药物归类的依据，也是该章（节）所有药物都具有的功效与主治。记住这些内容，也就掌握了这一类药物重点中的重点。如化湿药都具有化湿和中的功效，皆可用于湿阻中焦所致的脘腹痞满、恶心呕吐、食少体倦、大便溏薄、舌苔白腻等症。而在各具体药中就不必重复记忆这些内容，而应着重掌握各自的特点和相互差异。

中药的同一种功效，大多可以用几种不同的术语来表述。如同为辛温的解表药，有言发汗解表者，有言散寒解表者，有言发表散寒者，有言祛风解表者，有言散风寒者，初学时很难明白这些术语的内在联系和细微区别，故只好死记硬背，结果花了大量工夫，反而事与愿违。其实，同一章（节）药物的相同功效，是可以用一种说法统一表述的。如辛温解表药的功效皆可先用“发散风寒”四字目之。在初步明确共性的基础上，再逐步认识各种相似术语之间的细微差别。这样首先掌握主要功用，然后再记兼有功效；先识其同，后求其异，对于初学中药学的人来说，是行之有效的方法。

二是性能特点。中药的性能是对中药作用的基本性质和特征的高度概括，主要功效相同的药物，一般都具有相同的性、味及归经、升降浮沉趋向等。一旦判断和掌握了这部分共性，各类药的基本性质和特征也就随之明确了。这对于进一步认识该章（节）内各药物的性能，同样可以收到事半功倍之效。例如，中药的寒热药性，是与所治病证的寒热性质相对而言的，所以清热药、发散风热药、利尿通淋药、利湿退黄药、凉血止血药、清化热痰药、补阴药等均为寒凉之性；而温里药、发散风寒药、补阳药等，均应为温热之性。根据“辛能散、能行”及辛可表示芳香之气的“五味”理论，则解表药、行气药、活血药、祛风湿药、化湿药、开窍药、温里药等，一般都具有辛味。又根据血由心所主，并归藏于肝这一中医基础理论，则活血药、凉血药、止血药等主治血分病证的药物，应主要归心、肝二经。对于一些性能的规律性不太强的章（节)，可以在了解其主要倾向性的基础上，着重记忆其少数例外的药物。如祛风湿药、活血化瘀药以偏于温性者居多，不必逐一死记。一旦抓住其中少数寒性之品，其药性就比较容易掌握了。有的章（节）中各药物的某些性能，还可能没有明显的规律性，如补阴药和收涩药的归经，对其可以再分组归纳总结，如将收涩药分为止汗药、敛肺止咳药、涩肠止泻药、固涩肾精药等，其归经便清楚了。

应当注意，一味中药具有多种功效，同一章（节）的药物，除有上述共性外，由各药兼有功效的性质和特征概括出来的性能，则相互差别很大，如补虚药一般为甘味，而白术燥湿、天门冬清热而又有苦味，续断行血脉、淫羊藿祛风湿而有辛味。又如解表药皆归肺经，因麻黄兼能利尿，又可归膀胱经；紫苏兼能行气宽中，又可归脾（胃）经，菊花兼能明目、平肝，又可归肝经……各药性能方面的差异不属于概述介绍的范围，须联系其兼有功效加以记忆。

三是配伍原则。在章（节）概述中集中介绍的配伍原则，是根据各类药物主要功效的主治病证的病因、证型及症状总结出来的，主要涉及寒、热、虚、实4个方面。如祛风湿药主治风湿痹证，其病因、证型有风、寒、湿、热偏盛及久病入络、正气虚衰的不同，故应分别配伍祛风、散寒、除湿、清热及活血通络、扶正补虚之药。又如补气药主治肺气虚证和脾气虚证，前者常有喘、咳、痰多、自汗等症状，故可因证配伍平喘、止咳、化痰、固表止汗之药；后者常有食少、腹胀、便溏或浮肿、失血等症状，则又宜因证配伍开胃消食、行气、止泻、除湿、止血之药。

只要真正掌握了中医基础理论，就可以举一反三，达到不必死记而完全掌握的效果。

四是使用注意。概述中所强调的使用注意，主要是该类药物共有的病证禁忌。这些内容，是根据其主要功效，并结合中医治则和治法原理而确定的。如发散风寒药具有辛温之性和发汗作用，故风热表证不宜用，表虚多汗及热病伤阴津液不足者忌用或慎用；反之，固表敛汗药又不可用于表邪未解者。祛风湿药、化湿药、温里药、补阳药，性多温燥，容易助火伤津，故热证及阴虚证不宜用；补阴药则性寒而滋腻，故虚寒证、脾虚便溏及湿盛者不宜用等。

此外，还有由该类药物的性状特点所决定的使用注意。如芳香性的解表药、化湿药不可久煎，或不能入煎剂（如多数开窍药）；潜阳药多矿石、介壳类质重之品，则宜先煎久煎。了解这些规律，各类药的使用注意自然就掌握了。

③以功效为核心，将性味、归经和应用有机地联系在一起

中药的功效既是总结性能的基础，又是指导各药临床应用的依据。所以，功效一项是记述药物的核心内容，也是联系其他项目的纽带，掌握了这一内容，就

抓住了学习该药的肯綮。

记忆功效，首先应理解各种功效术语的含义，才能运用自如而准确，避免按图索骥或张冠李戴。从构词特点看，功效术语都是动宾结构之词，其动词使用灵活多变。有时动词不同，含义迥异，如祛风与息风，化湿、燥湿、胜湿与利湿不可混用。有时动词改变，其含义极为相似，甚至完全相同，如化瘀、祛瘀、消瘀等，只是同一种功效的不同称谓。又如清热解毒与清解热毒，平肝抑阳与平肝潜阳，其含义并无二致。完全拘泥于教材上所用之字词，就很难记住这些功效。其次，要注意中药功效存在的层次性，不能满足于高层次功效术语的笼统记忆。如石膏清热泻火，可分化为清气分热、清肺热与清胃热；麦冬之养阴，可分化为养肺阴、养胃阴与养心阴。忽视了功效的这一特点，临床就不能准确用药。

掌握功效以后，再上推性能，下联主治，将此三者有机结合起来，其理解和记忆就比较容易了。至于有的药物的性能存在分歧，可留待日后去研究。

应用部分，文字最多，涉及基础和临床的知识面最广，但只要在统一掌握各类药物共有的主治病证基础上，弄清楚其个性特征和典型配伍，就达到了学习的要求。如发散风寒的药物，都能主治外感风寒，恶寒、发热、头痛身疼、脉浮紧等症。其中麻黄发汗力较强，又有平喘之功，宜于风寒表实无汗，或风寒感冒而有喘咳者；紫苏叶兼能行气宽中，宜于感冒风寒而兼气滞，胸脘满闷不舒者；荆芥药性平和，风寒与风热表证都可广泛应用……只有这样，才算真正掌握了各药的功效。

熟悉各药的配伍应用，也是学习临床中药学的重要内容。由于这方面的知识在方剂学中还要系统讲授，所以，在本学科内只要求掌握典型的配伍关系，这部分内容并不繁杂，需要掌握记忆的文字也不太多。

④药物的毒性，特殊的用量、用法和使用注意，必须专门记忆

中药以无毒之品居多，用量变化也较大，给药途径以汤剂内服为主，一般只需根据总论中提出的原则，从总体上把握，不必一一记忆。

但有的药物的毒性，或因有特殊气味（如芦荟、穿心莲），或有效成分不耐煎煮（如雷丸、钩藤），或有效成分不溶于水（如青黛、琥珀），而不可入煎剂；或同类药中只有某药单独具有的使用注意，如麻黄不宜用于高血压患者；麦芽之哺乳期妇女不宜用等特有的注意，则是不容忘记和错记的。

至于证候禁忌，应在学习概述时一并解决。如化湿药均有温燥、挥发之性，热盛及阴虚证不宜，且不可久煎。但因各药的偏性强弱不一，有的药下再次特别强调，有的药下则并未重申。对此，不论各药下是否说明，均全部适用。

中药的数量很多，有了正确的学习方法，还须付出辛勤的劳动，课后及时复习，更应在后期课程的学习中和用药实践中，反复深化理解和记忆，才能把中药学真正学好。

学术传承

川派中医药名家系列丛书

张廷模

一、学术传承概况

张廷模教授多年来，培养硕士研究生30余人，单独培养博士7人，联合培养博士20余人；培养博士后1人，中医师承弟子5人。学术传承图如下：

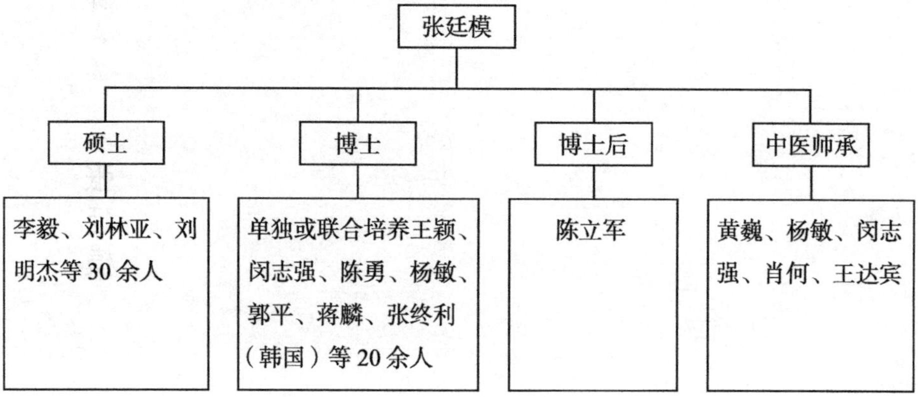

二、部分学术传承人简介

1. 陈勇

陈勇（1962— ），中药学专业，博士、副教授，张廷模教授首批博士生弟子，师门多称“大师兄”，曾担任成都市政协委员，九三学社成都中医药大学委员会主委，九三学社成都市委常委，九三学社四川省中医药专委会副主任等职。负责或参与国家及省部级课题6项，主持973项目子课题1项，发表学术论文30余篇；担任普通高等教育“十一五”国家级规划教材《中药学》（高等教育出版社）编委，全国高等学校中医药对外教育规划双语教材《中药学》（高等教育出版社）编委，全国普通高等教育中医药类精编教材《临床中药学》（上海科学技术出版社）编委，全国高等学校中医药对外教育规划教材《中医文化导读》（高等教育出版社）编委，中国药膳食疗研究丛书《药膳食疗学基础》副主编（四川科学技术出版社），国家执业药师资格考试应试指导《中药学专业知识（一）》副主编（人民卫生出版社）。

2. 王飞

王飞（1963— ），中医内科学专业，教授、主任中医师、博士生导师、博士后合作导师，四川中医药高等专科学校原校长；国家中医药管理局重点学科中医老年医学学科带头人、国务院政府特殊津贴专家、四川省学术和技术带头人、四川省有突出贡献的优秀专家、中华中医药学会老年病分会副主任委员、中国民族医药学会肺病分会副会长、四川省中医老年病专业委员会主任委员；四川省中医内科专业委员会副主任委员；中华中医药学会内科分会常务委员、肺病分会常务委员；四川省和成都市中医药学会理事。2008 年，他赴台湾长庚大学医学院担任客座教授，从事八年制中医专业本科教学和临床医疗工作；2011 年，赴泰国卫生部担任中医内科高级学习班的理论和临床教学工作。

1985 年，王飞教授成都中医学院（现成都中医药大学）医学系本科毕业，1990 年，成都中医药大学中医内科硕士研究生毕业并获医学硕士学位；2006 年，成都中医药大学临床中药学博士研究生毕业并获医学博士学位；后在北京师范大学资源药物与中药资源研究所师从我国著名中医药学家、中国中医科学院名誉院长王永炎院士从事呼吸病与老年病博士后研究工作。

王飞教授擅长呼吸病、心脑疾病、老年病及疑难杂症的诊治，并对其临床与基础有深入研究，获省（部）级科技进步成果奖二等奖 3 项，三等奖 4 项，厅局（市）级科技进步成果三等奖 3 项；在全国性刊物及省级学术刊物上发表学术论文 60 余篇，获国家发明专利 3 项。

3. 郭平

郭平（1966— ），现任香港浸会大学中医药学院教学科研部高级讲师，1986 年、1989 年和 2004 年在成都中医药大学获得学士（中药学）、硕士（生药学，师从贾敏如教授）和博士（中药学，师从张廷模教授）学位，自 1989 年起一直在国内外中医药高等教育机构从事民族药物学、中药学和中药鉴定学的教学和研究工作。

4. 曾祥法

曾祥法（1974— ），博士，教授，副主任医师、硕士研究生导师；1998 年毕业于湖北中医药大学，获学士学位，2008年毕业于成都中医药大学，获博士学位，师从张廷模教授，主要继承张廷模教授对临床中药学功效规范化的研究，以及临床中药学理论与临床研究，并运用于教学、科研与临床之中。

曾祥法为中华中医药学会中药基础理论分会委员，第四批全国名老中医药专家学术经验继承人；从事临床中药学教学20余年，于湖北中医药大学国医堂与湖北省中医院从事中医内科临床工作；擅长运用中医药防治心脑血管、消化系统、呼吸系统疾病及部分疑难杂症；主持完成心血管方向省部级课题1项，参与国家自然科学基金课题2项，在国内外学术刊物上发表学术论著30余篇，副主编与参编教材及专著10余部。

5. 黄巍

黄巍（1974— ），博士、教授、博士研究生导师，全国老中医药专家学术经验继承人，四川省学术和技术带头人后备人选，四川省中医药管理局学术和技术带头人后备人选，四川省学术流派传承继承人；现担任中华中医药学会方剂分会常务委员，四川省方剂学会副主任委员，四川省实验动物学会常务理事，中国中医药研究促进会经方分会常务理事，中国中医药信息研究会经方分会理事。

黄巍师从张廷模教授，从事临床中药学的基础理论研究，并为张廷模教授的学术思想继承人，在配伍理论研究方面受张教授指导，颇有心得；目前主要研究方向为中药方剂配伍规律的理论及实验研究；主持国家自然科学基金项目3项、四川省中医药管理局项目1项，参与国家973计划课题1项，发表核心论文20余篇，SCI论文10余篇，参编国家级规划教材和学术论著19部。

6. 杨敏

杨敏（1976— ），中药学博士，针灸学硕士，副教授；2003年至2006年，在成都中医药大学攻读中药学博士研究生，师从张廷模教授；作为第五批全国老中医药专家学术经验继承人，师从张廷模教授；先后担任成都中医药大学药学院临床中药教研室主任、成都中医药大学药学院临床中药系主任、中华中医药学会中药基础理论分会副秘书长，四川省中医药管理局学术和技术带头人后备人选、全国中药特色技术传承人才。

她在跟随导师从事中药基本理论与临床应用研究的过程中，继承导师医药结合，传统与现代并重的思想，对中药理论进行不断地研究；在导师的引导下，对中药功效进一步研究，完成 973 课题中药理论框架研究，中药功效理论与中药功效概念部分研究；并且对常用中药功效进行了拾遗，发表相应的论文；非常重视教学，2013 年获成都中医药大学优秀教案奖，被评为成都中医药大学首届“十佳”教学新秀；2014 年 10 月参加教育部高等学校中药学类专业教学指导委员会主办的第一届高等学校中药学类专业青年教师教学设计大赛获一等奖；2017 年获成都中医药大学第九届教育教学成果奖二等奖，2017 年获成都中医药大学本科课堂教学质量奖一等奖；主持及参与各级科研项目 20 余项，发表论文 30 余篇；作为副主编及编委参编主版《中药学》教材、教辅、专著 30 余部；临床将中药与针灸有机结合，形成针药并施的治疗方式。

7. 王颖

王颖（1978—　），博士、高级工程师，2011 年毕业于成都中医药大学，师承张廷模教授；入选四川省千人计划，2016 年获四川省科技进步奖一等奖。

王颖以中医理论为指导，结合常见临床需求，成功开发出中药新药银马解毒颗粒和补肾润肺口服液。在产品的研发生产过程中带领团队开展一系列现有中成药品种生产工艺技术的转型升级研究，突破传统工艺中存在的诸多技术障碍，探索新技术的规模化、产业化应用。银马解毒颗粒和补肾润肺口服液已获得 2 项科研成果，产品连续被评为成都市名优产品目录，获得四川省科技进步奖一等奖。

目前，在不断的技术优化下，已形成年产银马解毒颗粒 3000 万袋、补肾润肺口服液 500 万支的生产能力，覆盖全国 9000 家医院，其中三甲医院全覆盖。已为全国大概 1 亿名患者带来福音。

论著提要

川派中医药名家系列丛书

张廷模

一、教材

2001年以来，张廷模教授主编普通高等教育“十五”国家级规划教材《临床中药学》、普通高等教育“十一五”国家级规划教材《中药学》，面向21世纪课程教材《中药学》和网络教材、全国高等教育中医药类精编教材《临床中药学》及普通高等教育“十一五”国家级规划教材《中药学》等10部国家级教材。《中药学》网络教材、七年制规划《临床中药学》教材，被教育部评为优秀课件和教材，“十五”规划教材《临床中药学》，被全国中医药学会评为优秀教材。他所主编教材内容不断完善，学术水平不断提高，既保持了教材的延续性，又能体现创新性。这些教材在全国广泛使用，受到一致的好评。保证了半个世纪以来成都中医药大学主编该类课程教材的先进性。

教材理论体系和编写体例的创新明显提升了《中药学》教材的科学性、学术性、系统性、可读性和先进性。他承担普通高等教育“十五”国家级规划教材《中药学》主编以来，依据自已的科研成果，开创性地在总论中新增“中药的功效”一章，现已被同行公认为中药理论的核心内容，具有重要的理论价值和实用价值；“中药的性能”一章，对性能内容的补缺，性能与性状概念的区分，各种具体性能含义、沿革、确定依据、临床价值和客观评价等，全面廓清了该理论长期存在的含混，促进了药性理论的发展；“中药的配伍”一节，进一步准确界定各种配伍关系，结合临床实际首次阐述配伍相对性和复杂性；“影响中药临床效应的因素”一章提出中药品种、剂型、给药途径、煎煮方法等十余方面与临床效应的关系等，均使人耳目一新。

针对沿用半个世纪的《中药学》教材分类标准不一，功效分类、性能分类与用法分类混用，统一采用功效分类方法，并结合临床进展，将平肝潜阳药、息风止痉药、化痰药、止咳平喘药、杀虫拔毒去腐敛疮药等独立成章，规范了药物分类；针对既往教材中，总论的中药性能、各论章节概述未分项表述，层次不清的情况，首次将其分项介绍，增强了教材的系统性和可读性；针对中药功效术语及部分用语欠规范、使用较随意的现象，首次全面整理和规范了本学科的名词术语；针对一级学科和二级学科同用《中药学》而学科内涵与外延不清晰，将二级学科的《中药学》教材名称更名为《临床中药学》，增强了学科和教材的科学性，目前已普遍认可。在重点学科建设中，已被国家中医药管理局采用。

在七年制《临床中药学》规划教材中，他尝试以较大篇幅介绍"参考"内容，可使学生通过自学，了解本学科的理论前沿、临床新用、学术流派、存在问题和发展方向等，有利于拓展七年制学生或研究生的学术视野和培养创新性思维，因而被评为全国优秀教材。

建设精品课程，发挥了良好的课程建设和教学示范性。作为国家级重点学科、国家中医药管理局重点学科和四川省教学团队中药学的学术带头人、课程负责人，在本学科和课程的建设规划，教学队伍培养，教学大纲制定、教学方法与教学体系改革等方面成绩突出，在同领域具有较高的学术地位和知名度。

不断更新教学内容，保持所主编各种教材的先进性。依托成都中医药大学最早的中药学国家级重点学科及临床中药学国家中医药管理局重点学科，利用历版教材主编单位的平台，作为学术带头人和教材主编，及时将学科建设的成果纳入教材，率先对中药学的功效理论、性能理论、配伍理论及影响中药临床效应的因素等基础理论进行了系统发掘、整理、继承，更有大量的创新。

二、著作

1.《中华临床中药学》（人民卫生出版社，1998 年出版，2015 年第二版）

张廷模、彭成主编。全书 300 余万字，在其总论部分的近 30 万字中，对中药学基本理论进行了全面、系统、深入地发掘和整理，并有重大创新。各论收载的药物，内容翔实，尤其是所附按语对古今应用中存疑的问题进行了深入的讨论；同时收集了大量古今药物的临床新用，极具实用价值。该书是人民卫生出版社着力打造的第一部"中华牌"中医药学术专著，坚持传承发扬与整理提高并重，继承不泥古，发扬不离宗；以中医药理论为指导，去芜存菁，融合新知，突出实用，它既对弘扬祖国医药学和提高广大中医临床工作者的治疗、保健用药水平有所帮助，又是目前教学和研究工作者较为完善的一部大型参考书；明显提升了临床中药学的学术水平，在行业内产生了巨大反响，受到读者一致好评，产生了巨大的影响，不少读者称赞该书“把中药学许多千百年的遗留问题讲清楚了”。

2.《中药功效学》（人民卫生出版社，2013年出版）

张廷模主编。本书对中药功效，从理论到应用进行了系统介绍，为全面、准确认识中药的功效，启发教学、科研思路，指导临床科学用药，提供了帮助。具有较高的学术价值和实用价值。各论包括现有的功效（目前《中华人民共和国药典》、高校教材等有代表性中药著作认定的功效）；应当规范的功效（对现有功效进行勘误）；古今新用（历代基本成熟，但一般尚未记载入功效项目的功效）；潜在的功效（古代文献、现代临床及实验研究表明具有良好苗头，但在学术上存在一定分歧，又值得继续研究的功效）四个层次，通过古今应用，现代研究的资料，密切结合中医药理论，予以深入讨论，用以拓宽中医药人员的学术视野和创新性思想，增加临床用药的准确性。本书首次界定了功效的含义，梳理了发展沿革，确定了分类系统和层次结构，全面展示和分析了中药功效记述中的不完整性和不规范性，通过大量例证提出了其规范性表述的建议，并展望了开放性的功效理论框架是中药学未来发展的重要生长点。该书是迄今为止唯一一部中药功效理论专著，具有明显的创新性和实用性。

3.《张廷模临床中药学讲稿》（人民卫生出版社，2010年出版）

张廷模主编。讲稿分总论和各论两部分：总论介绍中药和中药学，中药的功效、性能，影响中药临床效应的因素；各论按功效分为二十二章，介绍常用或有代表性的中药约350味。讲授不拘于以某一课本照本宣科，而是将不同版本的教材融为一体，展示其精华，评价其利弊；以药物功效为核心，上联性能，下推主治和证候禁忌，分析入微，注重引导将中药基本理论应用于具体药物学习之中，教学方法独具一格，能收到执简驭繁、事半功倍的学习效果。同时结合中药学的特点，注重学术传承，又展示个人的独到见解，在阐述中药功效理论、性能理论、配伍理论及具体药物功效应用方面，颇有创新性，能使继承不泥古，发扬不离宗。通过本讲稿的学习，对于学习、研究和应用中药的人员都会开阔眼界，从中得到有用的具体知识，并得到学术思维上的启迪。本书可供各层次的中医院校师生、自学中医者学习使用。据人民卫生出版社反馈，读者反映该书是该社讲稿丛书中完全不同于教材的讲稿，很受读者关注，出版不到两年，已两次再版。

4.《中国石斛品汇集要》(中国医药科技出版社，2018 年出版，获得国家出版基金资助)

张廷模主编。该书是关于中药石斛内容最为翔实的专著，通过本草文献考证，首次提出石斛、黄草、枫斗等名称的历来；全面介绍了石斛的传统产地、入药品种、采收、加工、炮制、服用方法及临床应用；介绍石斛濒危的现状、原因、对策及我国石斛属植物的分布情况；全面综述了石斛生药学、种植、化学和药理方面的现代研究；展示了作者对于石斛种植、铁皮石斛变异体、化学及应用方面的研究成果。该书对于临床、教学、科研的专业人员和养生保健的民众，都有重要参考价值。该书收载了目前为止我国发现的 91 种原生种石斛及变种（现有资料均认为我国只有 76 种），同时收集了近年引进作为观赏植物的 200 多个新种（包括变种、白化种和杂交种），使石斛的品种达到了 300 余种，又是迄今收录石斛品种多的专著。所附约 1000 幅石斛照片，99% 都是作者新近拍摄，具有很高的观赏性。

三、序文

张廷模教授还为多部学术专著作序，既反映其文字素养，又折射其学术造诣。

1.《中华临床中药学》(雷载权、张廷模主编，人民卫生出版社，1998 年出版）颜正华序（张廷模代笔）

中药，是近两个世纪以来，在西方医药学传入之后，人们对我国传统药物的总称。中药在此之前单称为“药”，或被谓之“毒药”。这些药物，是我国人民用以防病治病的主要武器，对中华民族的健康和繁衍，起着重要的作用，其历史功绩为世人所公认。

在我国幅员辽阔的大地和海域内，广布着种类繁多、数量丰富的天然药材资源。将这些宝贵的资源作为中药使用，有的历史悠久，有的为时较晚，尚有不少品种有待认识和开发。据近代以前的典籍所载，中药已经超过 3000 种，经目前初步调查整理，则达 10000 种以上。但历代常用和研究比较深入者，仅在 500 种左右。这些功效明确、疗效可靠的主要药物，是当代临床医生必须掌握的，也是本书介绍的重点。

我国人民防病治病的手段是多种多样的，如四气调神、体育锻炼、饮食调养、针灸理疗等。但用以治疗疾病，则是以药物为主。因此，中药是中医学得以发展的重要物质基础，这一巨大的物质财富，在上下几千年，纵横近万里的亿万人民中，一次又一次的口尝身受，以试验、观察和利用这些资源，其实践基础和历史底蕴，都是举世无双的，所积累的用药经验，是值得珍视和发掘的。

中药的应用，具有特殊的形式和理论体系，中药理论和中医理论，相互依存，相互促进，不可分割，充分反映了我国历史、哲学、文化、自然资源等方面的若干特点。对中药一词的含义界定，虽有过一些讨论，但结论尚不尽明确和统一。我们认为：所谓中药，应当是在中医药理论指导下认识和使用的药物。

中药的"中"，就实质而言，不是一个单纯的地域概念。在历史使用的中药品种内，的确包括了数以千计的中国原产之物，但却有为数不少的域外舶来之品，如乳香、没药等物，迄今仍主产或完全产于国外。尽管中药是我国人民卓越智慧的结晶，而且以国产之物为绝大多数，但自秦、汉以来，一直为不少国家所接受，并对这些民族的医药产生了深远影响。所以，称中药为中国之药是片面的。

中药还常常被误称为中国的天然药物。所谓天然药物，实际上是与合成药物相对而言的，其中"除直接供药用的天然产品或简单加工品（如麻黄、石膏、煅石膏）外，也包括从天然品中提出的化学药物（如肾上腺素、麻黄碱、青霉素）。"（辞海·医药卫生分册.上海辞书出版社，1981.309）根据上述定义，认为中药多数来源于天然之品，是无可非议的。但将中药等同于天然药物，则是不妥当的。因为这种说法既不符合实际，也不能反映出中药与西药相区别的本质特征。古代本草家最先利用早期炼丹术中合理的技术和理论，加工和使用了化学合成药品。这些理论和技术，一直为世人公认为化学制药学的先驱。至今，中药品种中，不仅有铅丹、轻粉、升药等矿物合成药，而且还有机制冰片、人工牛黄等植物及动物类的合成药。可见，中药既可以是天然物质，也包括有化学合成的人工制品，只是以前者为主体而已。但何况西药中也不乏天然药物。

把中药与草药对立起来的观点也是不对的。草药之名始见于宋代，当时主要是相对于国家药局专卖的"官药"而言的。后世一般将那些主流本草尚无记载，仅在某地区使用的药物称为草药。有时部分虽为本草一直收载，但已不被临床医生常用，商品药材又不经营的中药，也往往视为草药。如《神农本草经》中的牙子、乌韭、爵床、石龙芮……很早就从经典药“沦落”为草药了。草药也包括动物药和矿物药，并非专指以上特征的植物药。可见中药与草药也没有本质的区别。草药还是中药的重要组成部分或发展的源泉，只是在一定时期内主要流传在民间，二者并无截然的贵贱优劣之分。

中药学，则是研究中药基本理论和各种中药的品种来源、采制、性能、功效、临床应用及其他有关知识的一门学科，即本草（学）的近代和现代称谓。随着中药学内容的日趋丰富，各相关学科的发展和相互渗透，中药学不断分化，专门研究其鉴定、炮制、制剂、化学成分、药理作用等分支学科日渐增多，除上述广泛意义的中药学外，又产生了狭义的中药学。后者只着重介绍中药的药性理论和功用，实际上已成为临床中药学了。

我国传统的药学历来被称为“本草”（或本草学），这种称谓已经沿袭使用了两千多年。由于古人未曾对这一术语的由来加以注释，后人只能见仁见智，从不同角度揣测其原始含义。五代后蜀时韩保升认为：“药有玉石草木虫兽，而直云本草者，为诸药中草类最众也。”宋人掌禹锡则认为：“盖上世未著文字，师学相传，谓之本草。”明人谢肇淛又说：“神农尝百草以治病，故书亦谓之本草。”中外学者（如日本人铃木素行）还根据《汉书·艺文志》有关“经方者，本草木之寒温……”以及《灵枢》有“本神”“本病”等记载，提出此处之“本”字应作动词解，实际仍未脱离“以草为本”之意。在难求统一的情况下，甚至有人提出本草恐为木草之讹的管见。近年来又有人认为：“‘本’的原始意义就是根，草则被泛指植物。植物的根、茎、枝、叶都是药用部分。择取本、草组合成词，最简单的意义就是根根、草草，取药物中最常见的种类作为整体的代称，这是合乎当时习惯和认识水平的。”（历代中药文献精华．科学技术文献出版社，1989.15）尽管诸家众说纷纭，但以遵信韩氏之说者居多。自古以来，本草一词并不是药物的总称，更没有指代具体药物的用法。虽然自汉代起，大量药学专著被冠以本草之名，其真正含义主要是指整个传统的药学，应该是毋庸置疑的。

综上所述，本草学和广义的中药学的内涵是一致的，这可以从目前由国家中医药管理局组织编纂的《中华本草》得到印证。该书包罗了中药学的历史、药物的品种、栽培、药材、贮存、炮制、制剂、化学、药理与功效应用。既有全面总结和继承，又有显著的提高和发展，完全能够反映当代中药学的最高学术水平和总体面貌，有力地说明了“本草”是不必有古今之分的。近年来，还有学者提出另一含义的“本草学”，即将其作为广义中药学下的一个新的分支学科，同时还提出了相应的英文名称（Herbology 或 Pentsaology）。观其研究内容，主要局限于传统文献及其所记载的药物品种与功用的关系。这种将本草等同于我国古代药物学的观点，忽略了古今药学一脉相承、密不可分的历史和现状，也是与编纂《中华本草》的宗旨相左的，因此，是值得进一步商榷的。

为了更好地继承和发扬这份珍贵的历史文化遗产，使之走向世界，为人类做出更大的贡献，我们应当搞好中药学的发掘、整理和提高工作。在此项工作中，要充分认识中医学和中药学的有机联系，不能忽视其学术思想、应用特色和经受了长期实践检验的临床经验。在注意学科分化，并向各自纵深探索的同时，还应高度重视以临床效用为核心的进一步综合，不能割裂中药学的完整性。

2.《中药平性药药性研究》（邓家刚主编，中国中医药出版社，2012 年出版）序（摘录）

“四气之说”，始于《神农本草经》，自此药有寒热温凉之分，深入人心，被大多数人视为不刊之论。虽言四气，实乃寒热二性。该理论的形成，有其深刻的历史原因，完全与中医学立足阴阳两分事物密切相关。这种认识，可以和八纲辨证的证分寒热、治疗原则的“寒者热之，热者寒之”合拍。

然而，该理论应用于具体药物，一开始就碰到了麻烦。《神农本草经》载药 365 味，寒热之外的平性药，三分有余，因不能回避，只得另外注明；陶弘景《本草经集注》区分药性，断然采用“以朱点为热，墨点为寒，无点为平”的务实原则；《珍珠囊药性赋》在寒性赋、温性赋和热性赋之后，又列平性赋，收录常用平性药物 68 味，药数为诸赋之冠。由此可见，平性药客观存在，为数最多，涉及面广，应用价值大。四气中不计平性，难免失之疏漏。

再从分类学的逻辑性来看，药分四气，也值得反思。众所周知，在四气之中，温为热之渐，则温自然已在热中；同样，凉为寒之渐，则凉自然也在寒中。表明温与热、凉与寒之间，仅有程度差异，并无本质属性区别。由此不难发现，中药寒、热、温、凉的分类方法，违背了科学分类的“子项不相容原则”，导致了热与温、寒与凉的相互包容，层次不清。

为了完善四气理论，《唐六典·尚药奉御》提出药分寒、温、平三性的主张。无论从分类的科学逻辑性衡量，还是从临床实用性考察，将药性三分，较之四气的二分法，的确更胜一筹。遗憾的是，人们长期受崇古尊经世风的影响，不愿接受这个事实，一直未能引起应有的重视。

放眼世界，平，是一种状态，更是一种境界。古人训释“平”字，含义广泛、深刻。《说文》：舒也；《广韵》：正也，和也；《增韵》：坦也；《尔雅释诂》：成也；《诗·小雅》：治也。有人认为平性药作用缓和，没有必要独立成性。言外之意，平性药当是平庸之药。君不见活血化瘀药中的水蛭、莪术、三棱，性虽平而作用峻。这种观点，显然失之偏颇。

本人业医探药以来，十分关注四气中之平性和五味中之淡味。四气不言平，而平性药双向适用，能尽量呈其利而避其害，与他药无争；五味不言淡，《圣济经》曰：“五味皆生于土，而甘苦咸酸辛，又皆本于淡。”可见淡味之中，有至味存焉。将平淡以喻人生，非德高行正而又胸襟开阔之人，岂能臻此境界。这种平淡，厚土不语，深海无波，从容笃定，举重若轻，实为大智大慧之象。唯其平淡，才能不狷狂，不浮躁，不骄不饰，不矜不伐，谦虚谨慎，宽容厚道。是以孜孜追求“淡泊以明志，宁静以致远”，可惜年近古稀而遥不可及。

3.《本草药征》（周祯祥主编，人民卫生出版社，2018 年出版）序（摘录）

中药依附本草而类聚，本草承载中药而握灵。先秦以来诸家，裒集本草，祖述神农，典章药理，道贯古今，集注新修，证类品汇，钩元述要，思辨求真，纲举目张，光前裕后，推动着中药学不断演进。

……

历代传世的本草著作，客观反映了中药于人体疾病的治疗和养生保健经验。中药应用经验的积累和理论的构建，犹如涓涓细流汇聚为江河，必待时日。认识各种药物的主治、功效和宜忌原则，尤其是探求机理，并非易事。由于这些知识只能散见于不同的本草文献，需要继续发掘、整理和弘扬。

中药可以治疗的证候、疾病或症状习称主治，是药物应用经验的初步认知。功效，则是在中医药理论指导下对于药物主治的高度概括，为药物对于人体医疗作用在中医学范畴内的特殊表述形式。进而针对具体药物的主治和功效，阐释其奏效的机理，即为药理。药理是中药安全、有效和合理应用中药的特有思维，也是联系功效与主治的肯綮。陶弘景《本草经集注》指出:"药理既昧,所以不效。"徐灵胎《医学源流论》强调:"医者当广集奇方,深明药理。"宋徽宗赵佶所撰《圣济经》将"药理"设立专卷,该书共分十卷,其中第九卷名为"药理篇",足见历代医药学家对其高度重视,源远流长。

传承本草经典,突显用药真华,乃临床中药学科的要务。周祯祥先生潜心本草,广征博引,"历经寒暑,三易其稿",觅绒集腋,精敹成裘而为《本草药征》。该书融药物主治、功效与药理于一体,以指导中药的学习、研究和应用,用心良苦,功不可没。

学习和应用中药,浅尝主治功效而止,只是"但言某药治某病,某病须某药"的功夫,无异于按图索骥。所以张志聪《本草崇原》针砭此风"袭其用而用之,则用之无本,窒碍难通"。通晓愈病之理,明白各药临床应用的证据和指征,则知其然,更知其所以然,遣药组方自然"用之有本,神变无穷"。

《本草药征》……博采历代本草精华,且参以个人的见解,实现了理与病符,药与病对,诠释药征之内涵,彰显诸药之专长,揭示运用之规律,为临床用药提供文献支持和理论依据的编撰初衷。如此辨明渊微,概括"药征",并锻炼成章,必须通读本草,撷英咀华,领悟要义,非造诣精深又刻苦用功者,岂能为之。

祯祥先生嘱余为序,不避充数滥竽之嫌,欣然应允。意在期盼研读本草以溯源究竟之风,使纵向传承有道,横向接承不息,并贺同道新作付梓。

四、论文

张廷模发表《相恶初探》《试论药物之间配伍关系的相对性》《试论〈内经〉苦欲补泻理论对中药学的指导意义》《论临床中药学及其学科界定》等学术论文100余篇。

张廷模教授在本草考证方面进行了大量的工作,如首次确认仲景方中之桂枝实为今之桂通、枳实实为今之枳壳,产生了巨大反响,也彰显其文字和训诂方面的功力。下文摘录张廷模教授部分论文。

1.《对仲景方中枳实和桂枝的考证》摘录

枳实一名,首载于《神农本草经》,列为中品。目前以芸香科柑橘属植物酸橙、香圆，以及枳属植物枸橘等的幼果入药，五六月间采集，若七八月收摘将近成熟之果实，除去瓤核，以果皮入药，则为枳壳。

宋代以前所用之枳实，并不是后世以幼果入药之枳实，而是今日之枳壳。故仲景方中之枳实，亦是今日之枳壳。对此，前人曾有论述，如宋代沈括《梦溪笔谈》云："六朝以前医方，唯有枳实，无枳壳，故本草亦只有枳实。后人用枳之小嫩者为枳实，大者为枳壳，主疗各有所宜，遂别出枳壳一条……古人言枳实者，便是枳壳。《本草》中枳实主疗，便是枳壳主疗。"

经初步考证，沈括之言是完全可信的。其证据有三：其一，《名医别录》谓枳实"九、十月采"，该书为陶弘景"增汉、魏以下名医所用药"之专著（李时珍语），汉末名医张仲景使用之药自然存乎其中。故《伤寒》《金匮》方中所用之枳实应为这种较目前枳壳采收更晚、更为接近成熟的果实。其二，陶氏又曰："枳实采，破令干，除核，微炙令香用。"可见当时之枳实系以除去瓤、核之果皮入药，与今枳壳之药材无异。其三，目前所用枳实，形体甚小，其干品平均每枚约重1g。以此为准，则大承气汤仅用枳实4g（四枚），既与《伤寒》《金匮》二书用量规律大相径庭，又与方中其他药物用量悬殊，显得极不协调。据考证，后汉一两相当于今13.92g，称为"复秤"，汉末分一斤为二斤，称为"今秤"，苏敬认为"古方唯有仲景，而已涉今秤，若用古秤作汤，则水为殊少，故知非复秤，悉用今者耳"（《新修本草·合药分剂料理法》）。故仲景方中一两，约为今6.96g。该方用大黄四两、厚朴半斤，应分别约折合为28g及56g，则枳、朴用量相差十六倍之多，令人不可思议。又如治胸痹证情较重之枳实薤白桂枝汤，亦只用枳实4g（四枚），而治证情较轻之橘枳姜汤，反而用至20g（三两），亦难合常理。如能以目前枳壳药材平均每枚约重8g折算，则上述二方之枳实用量便为30g以上，约合汉末"今秤"之四两半。这样，以上疑团便迎刃而解。此点从正反两方面均可证明仲景所用之枳实不为今之枳实，实为今之枳壳。

枳实、枳壳，虽同出一物，但"性效不同"，寇宗奭云："小则其性酷而速，大则其性和而缓。"王好古云："枳壳主高，枳实主低……壳主胸膈皮毛之病，实主心腹脾胃之病，大同小异。"这些结论无疑是指宋代以后的枳实、枳壳而言，若用以泛指仲景所用之枳实，则系望文生义了。故《本草衍义》所云枳实"性酷而速……故张仲景治伤寒仓卒之病，承气汤中用枳实"。并且认为张洁古枳术丸

“若枳实用量大于白术一倍，并作汤剂，即《金匮》枳术汤”等说法，均与古代使用枳实的药材实际不符。

桂枝一名，出自张仲景桂枝汤等方，是历代医家熟知的药名。然古今之桂枝药材不同，却不为后世医家普遍知晓。古代以樟科植物肉桂较粗大的枝皮入药，后世以肉桂树幼嫩的枝条入药。

目前习用之桂枝药材，于宋代中期开始使用。宋哲宗元佑七年（公元1092年），陈承于《重广补注神农本草图经》桂之“别说”中指出：“仲景《伤寒论》发汗用桂枝……取其轻薄而能发散。今又有一种柳桂，乃桂之嫩小枝条也，尤宜人治上焦药用也。”其“今又有”三字，清楚地表明以嫩小枝条入药，仅始于陈氏辑书之时，而此前则没有这一药材。自仲景至陈承的近千年间，所用之桂枝，皆为桂树的枝皮，与肉桂同物而异名。此说何以为据，其考证如下：

首先，《伤寒》《金匮》中，凡用桂枝之方，均强调“去皮”使用，说明当时之桂枝药材有“皮”可去。所去之“皮”，又谓之“粗皮”“上皮”“皮上甲错”等。实际上是刮除外表之栓皮。正如陶弘景于《本草经集注·序录》中指出：“凡用桂心、厚朴、杜仲、秦皮、木兰之辈，皆削去上虚软甲错处，取里有味者称之。”可见古代使用树皮类药材，均有这一修治要求。又《伤寒论》桂枝加厚朴杏子汤中，其桂枝、厚朴下均注有“去皮”二字，亦表明此种桂枝和厚朴一样具有粗皮。凡具粗皮者，必非幼嫩枝条。

其次，仲景所用药物，凡《本经》未有者，如生姜、豆豉、灶心黄土、艾叶等，《名医别录》均一一加以收载，岂能独将赫赫有名的桂枝遗漏？然而书中又不见桂枝之名，其原因何在？陶弘景《本草经集注》对药物的品种及药材规格、性状等论述，已可谓详尽，书中对《本经》牡桂、菌桂发明颇多，且又增补“桂”一条，为何对桂枝仍只字不提，似乎令人百思不得其解。若假令当时之桂枝药材，业已包括在桂树之上述三个药材品种中，则陶氏便没有复出桂枝之必要。此言倘能成立，则于理可通。细考后世本草，完全支持了这一假设。本草学中，桂枝之名出现较晚，于唐代《新修本草》作为菌桂之别名予以收录，谓桂树之“大枝小枝俱是菌桂……一名肉桂，亦名桂枝，一名桂心”。五代韩保升《蜀本草》加以补充和解释，曰：“嫩枝皮……谓之桂枝，又名肉桂。削去上皮，名曰桂心。”韩氏之“嫩枝”，系与加工“筒桂”“板桂”之主干和粗壮大枝相对而言。

此种“嫩枝”剥皮，可“破卷成圆”，甚至可“卷及三重”，且又有“上皮”可削去，故绝非陈承所言之嫩小枝条。其后，宋代寇宗奭更明确指出：“《本经》止言桂，仲景又言桂枝者，取枝上皮也。”《本草纲目》亦明白指出桂之“最薄者为桂枝，枝之嫩小者为柳桂”。说明直至明代，习用之桂枝亦主要是枝皮。虽已有柳桂，但尚未完全取代桂枝之名。所以，上始《本经》，下迄《纲目》，诸本草不列桂枝一条，完全是理所当然的了。

此外，唐宋方书中，桂枝、桂心、肉桂三名，皆指同一药材，常相互换用。如《千金翼方》沿用“桂枝”一名；《千金方》《外台秘要》等书“桂心”；《太平惠民和剂局方》等又书“肉桂”。此种现象亦不失为一有力的旁证。

综上所述，古代之桂枝即是肉桂，与今日肉桂中之官桂，又名桂尔通（主要为生长五六年幼树之粗枝皮）基本相同。【张廷模．对仲景方中枳实和桂枝的考证［J］．中医杂志，1985（07）：79-80.】

2.《就“谷白皮”“穀白皮”与〈中药大辞典〉商榷》摘录

《中药大辞典》将“谷白皮”作为“米皮糠”之异名，并注明其出处为《千金翼方》；又将“穀白皮”作为“楮树白皮”之异名，并注明其出处为《千金方》。（张廷模教授考证）此两处之“谷”与“穀”字，均为“埤”字之误。“榖”与“穀”是形、音、义俱不相同的两个字。段玉裁《说文解字注》云：“榖，楮也。”《类篇》：“音构，义同。”《埤雅》：“皮白者榖，皮斑者楮，盖一物三名也。”《康熙字典》中“榖”列于木部，音“构”。“穀”，《唐韵》：“音谷，又与谷同。”《康熙字典》列于禾部，现简化作“谷”。由于“榖”“穀”两字，一从木，一从禾，仅一撇之差，字形极为相似，因此容易将“榖”误书为“穀”，进而再将“穀”字简书为“谷”字。这样，“榖白皮”讹为“穀白皮”“谷白皮”之现象便出现了。【张廷模．就“谷白皮”、“穀白皮”与《中药大辞典》商榷［J］．上海中医药杂志，1986（03）：43.】

3.《牡桂的名称和药材来源的本草考证》摘录

《神农本草经》载有牡桂、箘桂二药，前者缘何立名，迄今未见研究。如《新修本草》依据各地所送资料对叶片描述的文字差异，认为是植物品种之不同；而陈承《本草别说》则通过药材考察，认为是同一植物不同部位所加工的两种药材。对此二者的药材来源历来众说纷纭，悬而未决，弄清上述问题，具有重要的文献价值和临床实用价值。

牡桂的命名，是历代本草避而不谈的棘手问题。《本草纲目》对于药名中有“牡”字者，皆有论述或转录，唯独牡桂的命名，只字未提，不免有回避之嫌。

至于文字训诂之书，仅见晋代郭璞《尔雅注》谓：“江东呼桂厚皮者为木桂。”清代郝懿行《尔雅义疏》认为：“木桂，本草作牡桂，牡、木音相近也。”若此物本名木桂，因音近而改呼牡桂，本草为何要这般舍简求繁呢？

牡字本非象形，不可形训。前人之声训，又不能使疑惑冰释。笔者从义训入手，发现牡桂当是壮桂之误书。首先，牡与牝相对，系指鸟兽之雄性。其引申义虽可用以代称丘陵、门闩等，却是与溪谷、门闭之“牝”物相对为文的。牡桂与箘桂只有大小的差异，并无类似牡牝的分别。且以“牡”作“大”的用法，古今从无例证；而“壮”字恰好含有此意，与“大”相通。其次，将“壮”讹为“牡”及其类似的事例，历见不鲜。此二字字形相似，在隶书和草书中，往往相互混书，正如《四体大字典》所言：“此风历代殊多有之，其间唯以北朝及唐代为甚。”

经考证在汉代杨淮表、魏朝侯海墓志、魏朝赵郡王毓墓志、梁朝肖澹碑、隋代严元贵墓志、唐代玄杨仁芳墓志的书法；以及牴牾、牂牁的舛讹过程，都可找到大量“壮”字在古代极易误作“牡”字的旁证。而孔子庙堂碑、度尚碑、晋代孙夫人碑、魏朝郭显墓志、隋代张贵男墓志和吕胡墓志等之“壮”字，就写作“牡”。可见，在较长时期内，“壮”和“牡”字有多种完全一样的写法，因此造成了后世以“牡”为“壮”的错误。其中最为典型者，当是《说文解字》。其卷三十九“牙”字下，本应为“壮齿也”三字，但一直讹为“牡齿也”。直至千余年后的清代，著名训诂大师桂馥和段玉裁才提出疑问，并找到证据予以改正。桂馥指出：“牡齿，《九经字样》、郑樵《字通》并作‘壮’……以牙为牡齿，恐传写为讹。”段玉裁在《说文解字注》中指出：“牙，壮齿也。壮，各本伪作牡……壮齿者，齿之大者也，非有牝牡也。”备受文字和训诂大家重视的字辞专书尚且如此，而与《说文解字》成书年代相近的《神农本草经》在辗转传抄中发生同样差错，就不足为奇了。以至到清代孙星衍辑《神农本草经》时，仍将王孙一药的别名“牡蒙”误书为“壮蒙”。【张廷模.牡桂的名称和药材来源的本草考证［J］.中国医药学报，1996（04）：22-24+64.】

五、科研课题与科研成果

近年主持和承担国家发展改革委和国家中医药管理局中药现代化产业专项，科技部 973 项目、国家科技支撑计划项目、科技部重大新药创制，教育部、四川省科技厅和中医药管理局科研课题 10 多项，并多次获奖。主要国家级和省部级课题：

1. 科技部 973 项目：中医基础理论框架体系构建（项目编号：2013CB532000）子课题中药理论框架构建（项目编号：2013CB532005）第一主研。

2. 科技部“十二五”重大专项：地奥心血康欧盟注册研究（项目编号：2012ZX09101231/002），与成都地奥制药集团有限公司联合申报，协作单位技术负责人。

3. 国家自然科学基金：基于血府逐瘀汤中桔梗、牛膝对有效物质体内分布影响的方剂引经理论研究（项目编号：81102554），与博士生共同申请，第一主研。

4. 科技部“十二五”科技支撑计划项目：石斛规范化种植基地及其 SOP 优化升级研究（项目编号：2011BAI13B02-8），与四川万安石斛产业开发有限公司联合申报，技术负责人。

5. 国家发展与改革委员会国家现代中药发展专项：珍稀濒危中药材石斛（野生抚育基地建设）高技术产业化示范工程（发改办高技〔2011〕51 号），与四川万安石斛产业开发有限公司联合申报，技术负责人。

6. 科技部重大新药创制专项：内源性干扰素诱生创新中药新药——感毒清口崩片临床前研究（项目编号：2011ZX09102-009-04），博士研究生论文，与成都恩威药业有限公司联合申报。

7. 四川省科技厅科技支撑计划项目：川产道地药材嘉定（叠鞘）石斛资源保护与开发利用研究（课题编号：2009FZ0101），负责人。

8. 四川省优势产业发展急需紧缺专业博士后引进项目：炮制调控大黄药性的实验研究（2009），与博士后共同申报。

9. 四川省中医药管理局项目：炮制对消食药“三仙”消食药效学作用的影响及机理研究（2009），与博士研究生共同申报。

10. 科技部973项目：平性药药性本质及其对机体平衡调节作用的科学内涵研究（项目编号：2007CB512602），主研。

11. 科技部973项目：中药系统药性的物质基础及其特异性效应表达规律的研究（项目编号：2007CB512606），主研。

12. 科技部973项目：道地中药配伍调控药性物质基础与生物效应的研究（项目编号：2006CB504705），主研。

六、议案和调研报告

1988年至2011年，张廷模教授担任成都市政协委员、成都市人民政府参事（组长）、四川省人大代表、四川省人民检察院特约检察员。积极参政议政，提交了“修改艾滋病防治条例”“修改高校大学生处分条例”“修改交通运输管理条例”“进一步完善新型农村合作医疗”“支持民营医疗机构发展”“进一步落实中医治未病工程”“医疗卫生系统不应使用红十字标志”“农村养老保障体制构建”“均衡发展城乡教育”“保护岷江上游天然林，综合治理该流域生态环境”“进一步确认农村集体资产，保护村民合法权益”“关于城管执法的思考”等高质量的议案、建议和调研报告，被各级政府或主管部门采纳。通过政协提交的“医疗卫生系统不应使用红十字标志”建议，促成当年全国卫生系统修改标志，挽回了对红十字组织侵权的不良影响。“支持民营医疗机构发展”“进一步落实中医治未病工程”等参事建议，促成了成都市立法，有利于当地中医事业发展。通过人大提交的“修改《艾滋病防治条例》”议案，明确指出原条例不允许艾滋病患者结婚，既会增加社会危害，又侵犯了该人群的正当权利，只要双方知情同意，应当准予结婚，当年就促成卫生部对该法规修改，包括允许艾滋病患者结婚的几条建议，全部被采纳；本人也受到《人民权利报》《南方周末》《北京晚报》《华西都市报》等媒体记者的采访和报道；还被广东电视台邀请为嘉宾，参加专访节目。还有原《高校大学生处分条例》规定：受处分的学生如果不服处分结果，可以向当地教育主管部门申述。这样教育主管部门既是裁判又是运动员，学生的合法权益很难充分保证。从法治的角度来看，民事纠纷不能进入司法程序的法规，是有缺陷的。张廷模教授建议后，该法规修改为：受处分的学生如果不服处分结果，可以向法院申述。“交通运输管理条例”也及时进行了修订。因此，多次被四川省委统战部、成都市人民政府评为先进个人。

张廷模教授还积极推动中药产业，向主管部门提交“发展特殊饮片”“完善中药材和中药饮片监管的顶层设计”等专项建议书，受到行业高度重视，现将其中一份报告摘要附录。

附：关于“完善中药材和中药饮片监管的顶层设计，促进中药产业健康发展”的调研报告（摘录）

本调研报告分为 4 个部分。

前言　中药材、中药饮片及中成药是中药产业链上的三大板块，其中饮片产业承上启下，最具发展潜力。但中药材与饮片业态复杂，监管难度大，需要破解的难题多，为了利于难题化解，促进中药产业健康发展，我们遴选了该调研课题。

第一部分　中药材与中药饮片监管的现状。我国政府高度重视中药的依法监管，相继颁布的《中华人民共和国药品管理法》（简称《药品管理法》）等法律法规，推行了 GAP、GMP、GSP 等规范化管理认证措施，并密集下发加强饮片监管的文件。近年药品监督部门在注重日常监管的基础上，又开展专项整治、专项检查、飞行检查等非常监管手段，中药质量监管执法力度空前强化，假药减少，流通环节的乱象有所改观。但饮片企业成为受查处的“重灾区”，目前中药材与饮片的监管并没有摆脱困境，政府、企业和民众的满意度并不很高。

第二部分　中药材与饮片产业发展和监管困境的原因。中药材资源不足，野生药材随意采集，道地药材异地盲目引种，滥用农药和化学添加剂，种植环境和产品污染，合格的产品难以满足需求的增长。法律法规不够完善，难以有效监管执法。在法律法规的顶层设计中，中药材质量无人监管导致大量不合格产品进入市场，落实质量监管责任迫在眉睫；中药材、中药饮片等不同形态的概念缺乏界定，也成为当前中药监管的难题。质量标准设计有缺陷，西药模式的质量标准忽略了中药不具有“均一性”，无法适应中药监管，又不利于创新和产品质量提升；标准指标虚高，人为增加了“不合格品”，拉高生产成本，又无实际意义。准入门槛偏低，加之买方市场逼迫，饮片生产企业身陷“小而全”的模式，很难与自身生产能力相适应；质量检测必需的对照品、对照药材供应不足，而且价格昂贵，因此导致产品必须“全检”的规定流于形式。沿袭于计划经济下的监管理念落后于形势，监管模式单一，监管能力不足，监管执法人员缺乏中药监管必须具备的专业素质，执法效果不利于中药产业发展。中药材种植（养殖）、存储、流通环节监管缺失，种植（养殖）随意，滥用剧毒杀虫剂，埋下了安全隐患。

第三部分　根据上述现状及其形成原因，提出了“对于完善中药材和中药饮片监管顶层设计”的5点建议。

（1）完善中药监管的顶层设计及其相关法律法规

随着《中华人民共和国中医药法》的实施，需要清理有关法律法规，使其相互衔接。为了能充分反映中医药的特色和优势，有利于学术和技艺传承，有利于产业发展，对于《药品管理法》，也应该充分听取中医药业界的意见，再次进行修订，使其真正体现“中西药并重”。建议《药品管理法》既要强调“药品”从业人员的“药学”背景，同时也要强调“中药学”背景。并分别设立中药与西药“假药”和“劣药”的判断条款，将中药的“假药”和“劣药”认定修改为：凡是基原不符合标准规定品种的中药材、中药饮片和中成药，属于“假药”；基原正确，而用量与标准中处方量不符合的中成药，亦为“假药”。凡是基原正确，而【鉴别】【检查】与【含量测定】存在达不到标准要求指标的中药材和中药饮片，属于“劣药”；基原正确，用量与标准中处方量符合，而【鉴别】【检查】与【含量测定】存在达不到标准要求指标的中成药，亦属于“劣药”。

中药材的身份是“药品”，而国家统计局颁布的《产品分类目录》，中药材产品又归属于农业产品，导致对药用动植物相关初级产品的监管责任划分不清，监管界限模糊，使药品监督部门在中药材监管工作中左右为难。建议：凡是进入中药材市场的产品，必须按照“药品”质量标准，统一由药品监督部门监管。

从法规层面区分中药材和中药饮片的概念，为有效监管执法提供法律依据。什么是经过炮制加工的中药材，药材和饮片二者的本质区别是什么？面对市场规范和依规执法的客观需要，建议在法规中定义为：中药饮片是经过饮片企业将中药材（包括产地初加工品）按照炮制规范，在经过GMP认证的场地再次加工，符合相关质量标准，并具有规格、批次、生产企业等标识的中药产品。这样即使是不具有专业知识的执法人员，也可以准确区分法规意义的中药材和中药饮片，执法中面临的身份确定难题也就化解了。

中药材是中药产业的源头，其质量监管不应该缺失。目前国家层面对于中药材种植、初加工和流通环节的质量监管责任并未真正落实。中药材至今是唯一不经检验就上市销售的商品，又是唯一不受药监部门监管的"药品"。前期放任自流，不合格的"中药材"已经种植（养殖）出来，必然要在市场上寻找出路，这时要完全堵住其流入药用的渠道，几乎是办不到的。将中药材依法纳入药品监管范围，是保证中药质量的当务之急。

中药材质量的责任，长期以来完全强制饮片企业承担，从依法行政的角度讲，值得探讨，从情理角度来讲，也是很不公正的，是违背《中华人民共和国消费者权益保护法》规定的。对此，《药品管理法》应规定：中药材的生产和销售者，必须对其生产或销售的中药材质量承担责任，未经检验合格者不得进入专业市场销售。并通过中药材市场抽查，饮片企业购进的原料倒查，追究种植、销售和产地监管部门的质量责任。

炮制技术是中药饮片质量的保障，也是中医药文化的体现，中药炮制技术经国务院批准列入第一批国家级非物质文化遗产名录，系统整理、传承并后继有人，《药品管理法》中也要有明确的相应规定。此外，制定《中药材与中药饮片包装监督管理办法》也应该提到议事日程。

医疗机构临方炮制的适应主体和范围，建议《药品管理法》规定由各级中医药管理局审批和监管，并允许医疗机构采购所需中药材，让《中华人民共和国中医药法》的规定顺利落地。

（2）依法依规构建科学的质量标准框架体系，建立适合中药特色的质量标准

建立适合中药特色和优势的质量标准和体系，需要从《药品管理法》的立法高度规定原则，让《中华人民共和国药典》的指导思想、内容确定和修订方式有法可依。

中药的质量标准，可以划分为国家标准、地方标准和企业标准（或行业标准）三个层次。国家标准的本质是保障供给的基本品种的低标准，质量检查的内容要充分考虑中药内在物质不具有均一性、稳定性和可控性的质量特殊性，采用"最低标准 + 推荐项目标准"的形式，重点解决真假及使用安全问题。地方标准

收载具有地方特色，而国家标准没有收载的中药材与中药饮片，也可以在国家标准基础上提升，但可以实行“省局备案”的方式，允许异地合法使用。企业标准或行业标准，作为以上法定标准的提升，一律实行“省局备案”，重点解决中药材与饮片的分级，以便实施优质优价，解决中药饮片的创新问题。国家标准、地方标准能守住产品质量的底线，就属于合格。法定标准的推荐项目指标，不能作为处罚依据。采用行业或企业标准的饮片，其质量必须与标示的质量标准名实相符；否则，即使其产品符合法定标准，也一律按劣药处罚。

中药的炮制方法因使用经验不同，各地有很大差异，这正好是中医因地、因人制宜的特色，很有各自存在的必要。中药饮片质量标准要尊重“一药数法”和“各地各法”的合理性。试图以统一的国家标准以解决当前中药饮片行业存在的“一药数法”和“各地各法”的炮制现象，未必可行，也没有必要。

国家标准的制定需要有熟悉情况又经验丰富的生产者参与，坚持“深入浅出”原则，“深入”是要求相关研究全面深入，夯实基础，依据充分；“浅出”是最终拟定的标准，要简单易行，方便操作。标准的修订和增补应当常态化，以解决临床习用中药而无标准，以及标准的指标制订不科学、提高周期长等问题，也可为国家标准的完善奠定基础。

《中华人民共和国药典》的本质属性是规定药品的质量标准，按照国际惯例，本来就不应该涉及药物的用法用量等内容。加之目前中药饮片质量普遍不如原来的野生品，临床医生的处方量往往会超过《中华人民共和国药典》的规定量，才能收到预期疗效，临床应用中药绝不可能只限定在《中华人民共和国药典》规定的用量范围内。这种体例反而影响法典的科学性和权威性，又增加了执业中医师不应该承担的执业风险。

2015年北京市法院判决的“张喜医疗损害责任纠纷案”，判决书显示因为疑似超量使用中药半夏导致尿毒症医疗损害，因此判决被告承担477万元全额赔偿。事件原委是2011年10月25日，患者张喜因胸闷气短浑身乏力，前往被告诊所进行治疗，医生开具了一个含法半夏40g的7日处方，继后复诊又开具了一个含法半夏12g的3日处方。20多天后患者被诊断为“慢性肾小球肾炎、慢性肾功能衰竭（尿毒症期）”，于是将被告告上法庭。一审法院依据处方中“半夏为含毒性中药，且用量40g，其用量超出规定范围，其所用药物直接造成肾损害的情况根据目前的研究结果和相关资料依据欠充分，不能确定；但加重肾损害 / 负担的可能性不能排除”，认定被告对于原告的尿毒症后果承担全责。在以上判决文字中，“半夏为含毒性中药”完全不成立，《中华人民共和国药典》2015 年版一部明确记载，生半夏有毒，法半夏无毒。其所谓“用量超出规定范围”，是指超过《中华人民共和国药典》的规定。该诊所医生诊断患者为“胸痹”，处方参考了张仲景《金匮要略》瓜蒌薤白半夏汤，在原方中半夏的用量为“半升”，当时的一升为 199.1mL，法半夏的密度大于1，原方用量应该在 100g 以上，按此用法尚未“超量”。患者服药到发现“尿毒症只有”20 多天，说明患者就诊前本身就有“慢性肾小球肾炎”。本案的关键在于原告未能提供服药前的肾功能检查指标，服药前后没有对照，其肾功能是受损、好转或保持原来水平，不得而知。在这个案例中，张喜服用中药前的肾功能指标应该由本人举证，因为他当时是找医生治疗“胸闷气短”，中医生没有必要全身筛查，不应该要求提供就诊时肾功能方面的检测资料，否则，医生只好人人自危，目前医院过度检测的风气必然更加严重。该判决仅仅依据《中华人民共和国药典》的用量规定，证据链不完整，判决依据显然不充分，只凭“加重肾损害 / 负担的可能性不能排除”认定责任，违背了我国司法局目前大力推行的“疑罪从无”原则，为医疗纠纷的解决留下了令人担忧的恶果。同样是《中华人民共和国药典》的二部，西药用量不属于法定内容，不会因剂量而引起医疗纠纷，虽然服用西药导致的肾功能损害时有发生，但西医就没有这方面的执业风险。

每一种中药的名称，就是一个品牌，附加着巨大的经济利益，应当得到尊重和传承。多基原的中药有其形成的历史原因，在尚不能区分其功用差异的情况下，不能盲目推行“一物一名”，否则会割裂历史，伤害真正的道地药材。为了有效监管，多基原植物仍然可以使用同一中药名称，但分基原制定质量标准，科研和生产投料时明确所用基原，这样岂不就确保了监管和尊重历史传承、临床用药两不误。

现行中药饮片标准中的性状描述，至今是不少基层执法人员判断“合格品”的依据，如何对待这些描述，直接关系到执法成效。不少基层执法人员，由于不具有专业知识和技能，以致因“性状”被判定为“不合格”的饮片，一直占有很高比例。今年上半年，性状不合格者高达 29%，是生产企业的无奈和伤痛。为避免扭曲“性状”鉴别的目的，应该规范“性状鉴别”的科学描述和“性状不合格”的认定原则。建议在性状具体数值前加上“一般”或“多数”之类的文字，以避免将其绝对化。执法时在基原及形色气味、检测指标符合的前提下，不能只凭长短、大小、粗细、厚薄判定。人工种植（养殖）引起的药材性状改变，要及时纳入标准，同时又要审慎对待，避免因过度人为干预，体形硕大而质量不佳的产品合法化。

“西化”的中药标准：一是定量检测指标虚高，以致一些正常采收的药材，大多达不到规定的含量。目前很多中药材与中药饮片测定含量的成分，既非专属更非有效成分，应该确保正常种植养殖或正常采收的中药材 90% 是达标的。二是增加没有多大实际意义的成分检测。比如大黄，要求分别检测 5 种游离蒽醌，除了增加检测成本，对于控制大黄质量，尤其是判断优劣，实用价值并不明显。因为蒽醌类只是大黄泻下的物质，而大黄更多用以泻火解毒、活血化瘀、凉血止血，根据传统经验，炮制制备大黄炭、熟大黄、酒大黄等，都在于减少或完全破坏其蒽醌类物质。又如丹参，既规定定量检测水溶性的丹酚酸 B，又规定检测脂溶性的丹参酮ⅡA。丹参主要是使用汤剂，所含脂溶性成分利用率并不高。在丹参配方颗粒的标准中，是按照规定采用水煎工艺提取制备的，不可能要求丹参酮的含量，二者都属于饮片标准，却是双重标准。丹参药材和饮片没有必要检测丹参酮ⅡA，如果在中成药中采取醇提工艺的丹参，才有必要检测丹参酮ⅡA。检测的项目不断增多，造成检验成本大幅度增加，中药饮片价格与中药材由此出现很大差异，一旦中药因为价格而成为“奢侈品”，简便廉价的优势没有了，中医药服务国家大健康和医疗改革的功能就会受到影响。三是一些特殊用途的药材成了“劣药”，例如临床经验认为连翘中的老翘与青翘比较，老翘长于入上焦、不易苦寒伤胃，但青翘的连翘苷、连翘酯苷含量相对较高，标准规定同一指标，导致老翘的含量测定往往“不合格”，企业于是不再生产老翘，使临床无药可用。四是脱离实际，缺乏可操作性。中药饮片从生产、流通到使用的环节多，时间长，其水分的含量不可能一样，建议对于这个现实问题在法规和新一版《中华人民共和国药典》中着手解决。

在《中华人民共和国药典》中，对中药材与中药饮片设定了性状、鉴别、检查、浸出物限度、特征图谱和成分含量测定等多项控制指标。对于不同的中药形态，要实事求是地要求检测的项目，不能不分对象一刀切地“全检”。一般的中药材与中药饮片，与化学药根本不同，在未经粉碎或制剂之前，根据“性状”就能准确判断其真伪，再进行显微、薄层鉴别没有必要。长期以来，盲目增加定量检测指标的思维，除了无谓地增加企业检测和监管人员的工作量，浪费社会资源之外，并没有多大的实用价值，建议根据实际需要确定必须的检测项目。

现行国家标准采用简单的两分法，将其分为合格品与不合格品两类，并以此作为监督执法的依据。这样，没有了优良中差的分级，就没有了优质优价，无法发挥价格的导向作用，不利于中药材与饮片质量的提高。

根据国情实事求是，合理规定限量指标。因为中药服用方法特殊，不同于西药，又有别于食品，在规定中药中有害物质的限量时，在首先考虑安全性的同时，不能脱离中药的特殊用法和国情实际。例如，中药材适度的熏硫并不可怕，在没有更好的方法之前，这仍然是中药保质最经济、最适用的传统方法。从全球来看，二氧化硫用于保质食品是普遍接受的，是葡萄酒酿造中必须使用的添加剂，能使葡萄酒起到很好的抑菌、护色、抗氧化等作用。中药材经熏制以后，在煎煮过程中，二氧化硫会大幅度降低，真正通过服用进入人体的量是很少的，比葡萄酒更安全。为了验证中药材与其汤剂中二氧化硫残留的差异，我们从市场购买了硫熏的太子参、姜半夏和天花粉 3 种药材，分别测定了药材和煎液（水煮沸后保持微沸 30 分钟）中二氧化硫的残留量。测定结果显示，太子参汤剂中未检出，姜半夏汤剂降低了 82.6%，天花粉汤剂降低了 80.9%。很多中药禁止用硫黄熏制，极容易霉变，黄曲霉素对人体的危害远远大于二氧化硫，再去要求大范围检测黄曲霉素，费用很高，监管更加麻烦。因此建议，放宽二氧化硫熏制的中药材品种范围，只要合理规定其残留限量，利大于弊是毋庸置疑的。当然二氧化硫在熏制和存放过程中，会污染环境，这是监管层面的另一个问题，现在的设备也是容易解决的。

中药材对于农药残留和重金属限量指标，也不宜照搬国际标准，因为中药只要不是直接服用的饮片，都要经过提取，进入药液的仅是残留物中的一部分，而且往往只是一小部分，尤其是重金属还主要残留在药渣之中，不会通过服用进入人体。更何况药物服用的时间一般不会太长，服用量也不会像食物那么大，同类残留物的危害会比食品小得多。当前，中药种植滥用膨大素严重影响了中药材的质量，建议《中华人民共和国药典》应该纳入限制范围。

（3）通过立法，保障《保护和发展中药材种植的规划》全面落实

国务院办公厅（国办发〔2015〕27号）文，将中药材上升到国家战略性资源的高度，但这个文件涉及12个部门，由谁牵头落实其中的具体任务，并不清楚。建议由国家中医药管理局牵头落实，并通过法律法规保护道地药材发展，防范一哄而起的盲目种植养殖。并且实行道地药材异地引种、野生变家种家养的申报备案、专家咨询和第三方评估制度，及早采取措施加以引导，纠正目前发展中药材种植（养殖）的盲目性。同时国家应匹配基础研究的投入，解决优良品种选育、种植和养殖关键技术等瓶颈问题，使中药材的人工种植和养殖科学而有序推进。

自古崇尚野生中药材的习俗，至今根深蒂固，虚假渲染野生人参、天麻、石斛的广告有增无减。由于林业部门很少介入中药材市场执法，造成违法滥采濒危野生资源的现象，有令不行，有禁不止。中药材的采集和销售，不得违反野生动植物保护要求，要在法律法规和标准中为严管提供保障药监与林业或渔业部门要做好衔接，在日常监管中认真查处破坏野生保护物种的违法犯罪行为。

（4）依法行政，树立服务型监管执法理念，加强监管力量，创新监管方式

中药的监督管理由权威式向服务型转变，是服务于临床和发展产业的需要，也是构建服务型政府的需要。事后查处，最终以罚代管，或采取“运动式”执法以补救，很难具备长效监管效能。在国家食品药品监督管理总局（现国家药品监督管理局）发布的公告中，常常出现在医院（或药店）抽查的“标识为”某公司的饮片不合格，在未能杜绝假冒合法企业的产品进入饮片使用终端的环境下，被冒牌的企业，本身就是受害者，执法者在没有取得确切证据之前，急于公开曝光，从法律层面来看，侵犯了这些企业的名誉权，存在滥用行政权力之嫌。建议认真清理不符合服务型监管的理念，不然促进中药产业发展就只能是一句口号。

近几年来，一大批企业被勒令停产整顿甚至收回GMP证书，然而行业整体的管理状况并未取得根本的好转，根本原因在于中药饮片生产企业存在着自身无法克服的管理困境，一味地加强监管，并不能从根本上改变这一现状。尽快树立服务型监管理念，和谐监管执法与生产、流通企业的关系，才是走出困境的必由之路。

中药材造假的变化越来越快，方法越来越“先进”，假象越来越隐蔽，辨识

越来越困难，检验的技术和方法跟不上制假手段，总是滞后于监管的实际。对于制假品的出现，不能等待新的检验方法成熟之后才查处，在过渡阶段，提高执法人员的素质、实践经验会发挥不小的实效。

现今对于“不合格”饮片的查处，普遍采用一刀切的方式，故意假冒者和非故意假冒者，往往不加区别，企业反映强烈。法规应该科学合理设计，宽严适度，“不合格”的中药饮片发生在可以补救的指标，可以整改，不必将其销毁。2012年的“铬胶囊”事件被曝光后，国家食品药品监督管理局忽略了正面引导舆论，急于下发文件要求生产胶囊剂的企业购买原子光谱吸收仪自行检测购进的空心胶囊壳。让买方承担产品的检测和质量责任，从法理上讲，伤害了生产胶囊剂企业的合法权益。从严监管生产空心胶囊壳的企业，保证质量，确保中成药生产厂都能够买到合格的胶囊壳，这才是监管部门依法行政的正确选择。

药品安全问题的发生不是单方面的原因，既要追究企业的责任，也要追究监管部门的责任，才能促使其积极履行职责，降低中药饮片安全事件的发生概率。

（5）继承传统，激励创新，开创中药材与中药饮片产业发展和监管的新局面

①规范中药材产地加工，鼓励饮片企业介入。国务院《中药材保护和发展规划》:“鼓励中药生产企业向中药材产地延伸产业链，开展趁鲜切制和精深加工。”建议《中华人民共和国药典》在编纂2020年版工作中，要落实通知要求，解除对于产地加工的限制。如果规定饮片企业只能加工产地的干品药材，必须再次经过泡洗、浸润等过程，水溶性有效成分会丢失不少；切制难度增大，影响饮片外观，且热不稳定成分破坏更多；工艺过程的重复，对于人力、能源，都会造成浪费，而且增加环境污染。如厚朴在产地“发汗”烘干后，再次由饮片企业加工，厚朴酚及和厚朴酚的含量仅1.6%左右。在产地“发汗”后趁鲜切制，厚朴酚及和厚朴酚的含量可达5.65%～7.30%。按照《中华人民共和国药典》方式生产厚朴饮片需要58小时，加工成本为2.44元/kg；而产地“发汗”后趁鲜加工，仅需24小时，成本为0.65元/kg。鼓励饮片企业直接介入产地加工，容易达到要求，还能促进饮片质量提升、价格回落，值得提倡。

可是目前农产品和中药材初加工不能严格区分，也就对初加工主体没有资质要求，对加工工艺没有操作规范，初加工后的产品也不强制按照标准进行检验即可进入市场销售。其实，中药材初加工和农产品初加工，只要严格管理其流通渠

道就可以了。作为中药材者，按照药品法规监管，在中药材专业市场销售；其他的按农副产品监管，只能在农贸市场销售。这样一来，简单明了，监管责任明确，其监管缺失完全可以避免。

②**为了满足临床用药的不同需求，中药饮片的形态丰富多样，都需要传承，也需要创新发展。**例如，有效成分不能溶于水，或有效成分煎煮受热后容易挥发、容易破坏的药物，必须使用粉末饮片。建议国家食品药品监督管理局尽快制定各类饮片的技术要求及指导原则，加快饮片产业快速良性发展，为临床用药提供更优质的服务。

③**依据中药材市场的“专业”功能定位，明确规定中药材专业市场只能经营中药材，不得销售非中药材产品，而且还必须取得许可后才能经营购销业务。**中药材产业发展，不但要求大中小并存、多层次的多元化市场体系，而且要有现货交易市场，也要有期货交易市场。建议开展期货交易试点，逐步规范和推广，使中药材期货成为防范价格过度波动、促进中药产业发展的重要力量。

中药材纳入药品监管的对象，对从业者要具有必需的专业知识和法规意识，并得到“药品”经营许可，落实经营范围，对所经营的品种承担质量的法律责任，并由药监部门监管。

随着信息化水平的提升，传统分散的个体摊位交易方式，已不能适应现代化中药材市场交易和流通方式，还需要市场向现代化交易方式转型，并构建中药材的现代化电子交易市场。政府要出台相应的引导和鼓励政策，让有实力的企业有介入的积极性。落实《整顿中药材专业市场标准》明确要求市场管理责任。

④**优化监管执法环境，调动饮片生产企业积极性。**历史的原因，大多数饮片生产企业远离药材产地，相对靠近终端使用的单位。在这种情况下，饮片生产企业将产品直接供给使用单位，事实上承担了产业链末端的流通职能。同时市场又倒逼饮片生产企业进行全品种、全品规生产，使“小而全”的生产模式成为饮片生产企业身不由己的被动选择，这是饮片企业一切管理乱象的根源。基于现实情况考虑，利用共享经济的理念，从法规上疏导，有条件的允许饮片企业经销其他饮片企业生产的使用量小或工艺复杂的饮片，引导生产企业根据自身实力，确定生产最有优势的品种、品规，相互错位发展。同时鼓励第三方社会检验检测机构为饮片生产企业集中检测服务，从而达到人尽其力，物尽其用。

尊重饮片企业现状，如果需要经营其他饮片企业生产的中药饮片，实行GMP、GSP二元管理，保证外购饮片的质量和可追溯性。这样可以改变小而全的饮片企业现状，让其走出生产能力、检验能力不足的困境，只做自己擅长的特色品种。对于不能支撑饮片生产，但可以满足饮片流通职能的“饮片企业”，也可以直接申请饮片专营流通企业，只接受GSP管理，不再从事饮片生产。分类管理实施之前，要对饮片企业进行清理整顿，淘汰不合格的企业，扶持有潜力的企业转型升级。

新版的GMP认证，为小而全的饮片企业整合带来了重大机遇，企业产业链横向和纵向并购活跃，值此良机，政府应顺势而为，引导饮片企业有序兼并重组。

《药品管理法》规定：“购进药品，必须建立并执行进货检查验收制度，验明药品合格证明和其他标识，不符合规定要求的，不得购进和使用。”国食药监安〔2011〕25号通知也要求：“医疗机构必须按照《医院中药饮片管理规范》的规定使用中药饮片……严禁医疗机构从中药材市场或其他没有资质的单位和个人，违法采购中药饮片调剂使用。”地下加工的“饮片”之所以广为流通，是违法的“过票”行为泛滥，对使用单位所购饮片的合法性缺乏有效的监管。利益也是饮片使用单位非法采购并使用中药材的一大原因。降低检测成本，回落中药饮片价格，也是政府和监管部门需要设定的目标。

国家既然颁布了中药材与饮片标准，执行标准所需的对照品、对照药材的保证供应，应该从《药品管理法》的高度明确是药典委员会和食药监总局必须尽到的职责。不但要保证供应，而且还要理顺价格，打破垄断，严厉打击对照品、对照药材供应中的违法行为。

⑤建立健全中药质量溯源体系和风险管理体系。利用现代信息化手段在中药种植、采收、加工炮制、制剂和流通环节建立健全质量溯源体系，实现质量的“来源可知、去向可追、质量可查、责任可究”，已经刻不容缓。近年已经开始了科研立项，并实施了中药材质量溯源试点，但是技术还不成熟，认知和参与度不高，全行业集中统一的溯源管理体系还未形成。下一步要从法规层面落实统一的属地管理体系，加强行业协会和生产经营者自律责任，确保溯源管理工作全面推进。同时要加强技术开发，实现溯源信息在全行业范围内交流共享无障碍。

优质的中药靠的是种植和生产，监管只是保证生产和经营者诚信的必要手段。确保中药质量第一责任人依法依规从事生产经营活动，保证产品安全，是监管执法需要达到的目的。作为监管执法部门，要在加强第一责任人安全意识的同时，建立生产经营企业信用档案，加大违法违规成本，实施诚信监管，要在种植、生产、流通各环节，实现企业信用管理网络全覆盖，并根据企业质量信用评级结果，严格落实“黑名单”制度，对严重失信者实行行业禁入规定。

（2017年提交给致公党四川省委，并通过成都市参事室提交国务院参事室）

川派中医药名家系列丛书

张廷模

学术年谱

1944年6月27日　出生于四川省安岳县

1963年10月至1978年　在泸定皮肤病防治医院从事中医临床工作

1972年6月至1976年　在甘孜藏族自治州卫校任教

1978年3月　考取成都中医学院（现成都中医药大学，下同）凌一揆教授首届研究生

1980年6月　获硕士学位，在成都中医学院从事教学、科研与临床

1985年5月　被聘为中医类硕士研究生入学考试专家

1985年7月　发表论文《对仲景方中枳实和桂枝的考证》

1986年4月　发表论文《就“谷白皮”“榖白皮”与〈中药大辞典〉商榷》

1987年3月　发表论文《论中药“功效”记述的不完整性》

1987年10月　发表论文《相恶初探》

1988年至2011年　先后担任成都市政协委员、成都市人民政府参事（组长）、四川省人大代表、四川省人民检察院特约检察员

1995年1月　被聘为执业中医师考试和执业药师考试工作专家

1995年2月　任科技部项目评审专家

1995年2月　任国家食品药品监督管理局新药评审专家

1996年8月　发表论文《牡桂的名称和药材来源的本草考证》

1998年4月　出版著作《中华临床中药学》

1998年5月　提交“医疗卫生系统不应使用红十字标志”建议

1998年5月　任国家中医药管理局重点学科建设第一届专家委员会委员

1999年至2008年　每年应邀到台湾长庚大学讲学

2002年1月　出版教育部面向21世纪课程教材《中药学》和网络教材，该教材被教育部评为优秀课件和教材

2002年4月　提交“进一步落实中医治未病工程”建议

2003年6月　提交“修改《艾滋病防治条例》”建议

2003年7月　提交“支持民营医疗机构发展”建议政府参事

2003年至2008年　应邀到法国讲学

2004 年 7 月　被国家中医药管理局遴选为“中药学课程示范教学师资培训班”主讲人，为全国近 20 所中医药院校教师讲授《中药学》，录制 80 小时（相当于 100 学时）视频

2004 年 8 月　出版普通高等教育“十五”国家级规划教材《临床中药学》，该教材被全国中医药学会评为优秀教材

2004 年 8 月　任国家级精品课程中药学负责人

2005 年 11 月　发表论文《浅析中药药性“一药二气”说》

2006 年 12 月　发表论文《中药药性“三性”说新论》

2007 年 3 月　主持研究科技部 973 项目“道地中药配伍调控药性物质基础与生物效应的研究”

2007 年 3 月　任中华中医药学会中药基础理论分会顾问

2007 年 9 月　评为四川省首届高校教学名师

2008 年 1 月　出版普通高等教育“十一五”国家级规划教材《中药学》

2008 年 3 月　主持研究科技部 973 项目“平性药药性本质及其对机体平衡调节作用的科学内涵研究”

2008 年 3 月　主持研究科技部 973 项目“中药系统药性的物质基础及其特异性效应表达规律的研究”

2009 年 4 月　四川省中医药管理局“炮制对消食药‘三仙’消食药效学作用的影响及机理研究”

2009 年 5 月　负责四川省科技厅科技支撑计划项目“川产道地药材嘉定（叠鞘）石斛资源保护与开发利用研究”

2009 年 5 月　与博士后共同申报四川省优势产业发展急需紧缺专业博士后引进项目“炮制调控大黄药性的实验研究”

2009 年 7 月　在校学生会组织的活动中被评为“最受学生喜爱的教师”

2010 年 7 月　发表论文《“视徒如己，反己以教，则得教之情也”——浅谈〈临床中药学〉的教、学方法》

2010 年 7 月　出版著作《临床中药学讲稿》

2010 年 8 月　出版普通高等教育“十一五”国家级规划教材《中药学》

2010 年 9 月　发表论文《管窥中药学中的相对性》

2011年5月　主持研究国家自然科学基金“基于血府逐瘀汤中桔梗、牛膝对有效物质体内分布影响的方剂引经理论研究”，与博士生共同申请

2011年6月　科技部“十二五”科技支撑计划项目“石斛规范化种植基地及其SOP优化升级研究”，与四川万安石斛产业开发有限公司联合申报，技术负责人

2011年8月　国家发展改革委国家现代中药发展专项“珍稀濒危中药材石斛（野生抚育基地建设）高技术产业化示范工程”，与四川万安石斛产业开发有限公司联合申报，技术负责人

2011年8月　科技部重大新药创制专项“内源性干扰素诱生创新中药新药——感毒清口崩片临床前研究”，与成都恩威药业有限公司联合申报

2011年10月　被推荐为国家中医药管理局举办的“全国优秀中医临床人才研修项目”学习班（杭州）主讲

2012年6月　退休

2012年7月　科技部“十二五”重大专项“地奥心血康欧盟注册研究”与成都地奥制药集团有限公司联合申报，协作单位技术负责人

2012年8月　任国家自然科学基金评审专家

2012年8月　出版全国普通高等教育中医药类精编教材《临床中药学（第2版）》

2013年5月　出版著作《中药功效学》

2013年5月　主持研究科技部973项目“中医基础理论框架体系构建子课题中药理论框架构建”

2013年8月　发表论文《毒性不宜为中药性能论》

2014年8月　成为第二届国医大师候选人

2015年9月　出版著作《中华临床中药学》（第2版）

2016年12月　当选首届全国中医药高等教育教学名师

2017年10月　提交“完善中药材和中药饮片监管的顶层设计”建议

2018年4月　出版著作《中国石斛品汇集要》，获得国家出版基金资助

2018年8月　任全国名老中医药专家传承工作室建设项目专家

2022年11月　被评为“第四届四川省十大名中医”